バイオマテリアルシリーズ **2**

ポリマーバイオマテリアル
― 先端医療のための分子設計 ―

工学博士 石原 一彦 著

コロナ社

まえがき

　高齢社会に突入し，質の良い医療の提供が求められるようになってきていることは周知の事実である。これまでの医療の発展を考えると，薬剤と同時に医療用デバイスの進歩が大きな役割を果たしていることが見えてくる。すなわち，医療は直接患者と接している医師だけでなく，周辺技術の開発過程において，さまざまな分野の先端科学を結集して実行されてきているのである。なかでも医療用デバイスは，治療や検査・診断を補助することから，生体内に長期間埋め込んで生体臓器の機能の一部を代替することまで，その役割は多岐である。安心，安全の観点からも，個々に滅菌包装された医療用デバイスが一般に広く普及している。一方において，従来，医療用デバイスを創製する際には，そこに利用するマテリアルの選択が，医療機能とは大きく異なった視点でなされてきた。これからの低侵襲医療への展開や組織再生医療，遺伝子を基盤とした医療など，医療新技術の開拓を考えると，利用する医療用デバイスに求められるマテリアルの選択基準は大きく変わるであろう。

　本書は，新たなポリマーバイオマテリアルを中心に医療機能性を考え，その分子設計概念について解説した。一般にポリマーバイオマテリアルは，ポリマーそのものの特性が全面に出る。これを解説するとポリマー科学になってしまうため，この部分は他の優れた成書に任せることとし，記述は最小限にとどめた（2, 3章）。バイオマテリアルの研究は，ポリマー合成，評価などから始めるときわめて長い時間がかかり，その間に多くの障壁を乗り越えることが求められる。これには工学のみならず，医学・薬学の連携も必要である。本書では，この開発過程について理解していただくために実例を挙げつつ記述している（4～9章）。これからのバイオマテリアル研究の方向を，ナノテクノロジーとバイオテクノロジーの融合からくる新しい医療分野の創成と考えた（10章）。

副題として，先端医療のための分子設計とした。ここではポリマーの分子設計についてバイオマテリアル創製に"新しい概念"を提示し，かつその研究が"臨床段階"あるいはそれに近い段階まで進んでいることを条件に選択させていただいた。もちろん，日本においてポリマーバイオマテリアル研究はきわめて活発に行われており，本書に紹介できなかった優れた研究もたくさんあることはいうまでもない。これらの研究が将来臨床まで進むことを祈念している。

本書をまとめるにあたり多くのポリマーバイオマテリアルの研究について調査し，その論文，総説などの資料を参考にさせていただいた。もちろん，原稿執筆期間中にも新たな研究の展開がなされた。資料を直接提供いただいた秋吉一成教授（東京医科歯科大学），堀田邦孝博士（池下矯正歯科），片岡一則教授（東京大学），中山正道博士（東京女子医科大学），由井伸彦教授（北陸先端科学技術大学院大学），大矢裕一教授（関西大学），岩﨑泰彦准教授（関西大学），山岡哲二生体工学部長（国立循環器病センター），多くの資料をまとめるにあたり手助けをしていただいた金野智浩准教授（東京大学），大学院生の浅沼良晴君，川合弘崇君，後藤佑介君，清水尭紀君，二村孝治君に謝意を表する。特に，大学院生諸君には図表の作成などたくさんの作業をお願いした。さらに，原稿を書いている長い日々の間，他の業務との競合で遅々として原稿が進まない際にも，著者を励まし続けてくれた研究室秘書の深澤今日子さんに心より感謝する。また，すべての研究室メンバーに対しても謝意を表したい。本書が，バイオマテリアル研究に関して，これまでのポリマー分子設計の進歩を記す一つのマイルストーンとなり，若い世代にその流れが引き継がれていく機会を与えることができれば，たいへん幸せである。

本書の刊行にあたり，原稿執筆の期間が予定を大幅に超えたが，ご理解とご助力いただいたコロナ社の方々に感謝したい。

2009年4月

石原一彦

目　　次

1.　序　　説
1.1　現在の医療に欠かせないポリマーについて ……………………………… 1
1.2　ポリマーとバイオマテリアルとの違い ……………………………………… 3
1.3　マテリアル設計の重要性とポリマー分子制御の基礎 ……………… 6

2.　ポリマー生成の化学反応
2.1　付加重合 ……………………………………………………………………………… 9
　2.1.1　ラジカル重合 …………………………………………………………………… 9
　2.1.2　イオン重合 ……………………………………………………………………… 11
　2.1.3　リビング重合 …………………………………………………………………… 13
2.2　重縮合 ………………………………………………………………………………… 15
2.3　重付加 ………………………………………………………………………………… 16
2.4　開環重合 …………………………………………………………………………… 18
2.5　分子構造の制御法 ……………………………………………………………… 20
　2.5.1　共重合による官能基の導入 ……………………………………………… 20
　2.5.2　モノマーユニットの配列制御 …………………………………………… 22
　2.5.3　立体構造の制御 …………………………………………………………… 25
2.6　バイオ分子との複合化 ………………………………………………………… 26

3.　ポリマーバイオマテリアルの生体親和性
3.1　生体環境と接触する界面の重要性 ……………………………………… 28
3.2　タンパク質の吸着にかかわる要因 ……………………………………… 30

- 3.2.1 表面自由エネルギー ……30
- 3.2.2 界面動電位 ……31
- 3.2.3 吸着様式 ……32
- 3.2.4 タンパク質吸着の測定法 ……33
- 3.3 細胞の応答 ……34
- 3.4 マテリアルが生体から受ける影響 ……35

4. 接着の概念を変えた生体組織内でのポリマーの合成

- 4.1 生体組織との接着 ……38
- 4.2 エナメル質への接着 ……41
  - 4.2.1 歯表面への接着 ……41
  - 4.2.2 歯組織へのモノマーの拡散と重合に起因した接着機構 ……43
- 4.3 象牙質への接着 ……45
- 4.4 歯科用金属,セラミックスへの接着 ……48

5. ポリマーの相分離を利用した空間的機能発現

- 5.1 ミクロ相分離構造の構築と生体親和性 ……50
- 5.2 相分離構造を基盤とするポリマーミセルと高機能生理活性分子送達システム ……53
  - 5.2.1 ポリマーミセルの基礎 ……53
  - 5.2.2 PEG-疎水性ポリマーブロック共重合体からの自己組織体形成 ……56
  - 5.2.3 薬剤キャリヤーとしてのブロック共重合体ミセルの設計 ……56
  - 5.2.4 コアを機能化したポリマーミセル ……58
  - 5.2.5 シェルに特異反応をするパイロット分子を結合させたポリマーミセル ……60
- 5.3 ポリイオンコンプレックスを基盤とした自己組織体形成 ……60
  - 5.3.1 ポリイオンコンプレックスミセルを構築するポリマーの分子設計 ……60
  - 5.3.2 遺伝子ベクターとしてのポリイオンコンプレックスミセル ……62

6. 人工細胞膜表面構造のポリマーバイオマテリアル

6.1 細胞膜表面構造の特殊性とマテリアル設計 ……… *66*
　6.1.1 細胞膜の構造 ……… *66*
　6.1.2 人工細胞膜の生体親和性 ……… *68*
　6.1.3 人工細胞膜表面をもつポリマー ……… *69*
　6.1.4 人工細胞膜表面での生体反応制御 ……… *72*
6.2 人工細胞膜構造による自由水界面の創製 ……… *76*
6.3 水の構造制御と生体親和性の相関 ……… *81*
6.4 人工細胞膜表面をもつ医療用デバイス ……… *83*

7. ポリマーの相転移現象による刺激応答性界面創製と細胞工学への展開

7.1 刺激応答性ポリマーと界面特性制御 ……… *87*
7.2 温度応答性ポリマー界面での細胞接着の制御 ……… *90*
　7.2.1 温度応答性ポリマーの機能 ……… *90*
　7.2.2 細胞培養インテリジェントデバイスの創製 ……… *92*
　7.2.3 細胞シートの二次元マニピュレーション ……… *95*
　7.2.4 細胞シートの臨床使用 ……… *96*

8. 動的機能を組み入れたバイオマテリアルとしての超分子

8.1 分子貫通型ロタキサン構造 ……… *100*
8.2 ポリロタキサンの機能 ……… *102*
　8.2.1 ポリロタキサンと細胞・組織との多価相互作用 ……… *102*
　8.2.2 超分子からなるハイドロゲル ……… *106*
　8.2.3 遺伝子ベクターとしての超分子 ……… *109*
　8.2.4 細胞内での機能発現に寄与する超分子設計 ……… *112*

9. 体内で分解するポリマーバイオマテリアル

9.1 生体内分解吸収性ポリエステルの合成 ……………………………… *114*
9.2 脂肪族ポリエステルの臨床応用 ………………………………………… *115*
   9.2.1 吸収性縫合糸 ……………………………………………………… *115*
   9.2.2 人工骨充てん材 …………………………………………………… *116*
   9.2.3 癒着防止材 ………………………………………………………… *117*
   9.2.4 徐放性製剤 ………………………………………………………… *117*
9.3 新しい生分解性ポリマーの分子設計 …………………………………… *118*
   9.3.1 ポリエステルアミドによる生分解性の調節 …………………… *118*
   9.3.2 デプシペプチドポリマーの分子構造制御 ……………………… *120*
   9.3.3 ポリリン酸エステル系生分解性ポリマーの構造と機能 ……… *125*

10. 新時代のポリマーバイオマテリアルとは

10.1 ナノテクノロジーとバイオテクノロジーの融合 …………………… *127*
10.2 ナノバイオ領域のサイエンスからエンジニアリングへ …………… *129*
10.3 ナノバイオエンジニアリングの展開 ………………………………… *132*
10.4 ナノバイオの新研究領域 ……………………………………………… *133*
   10.4.1 バイオインタフェース工学 …………………………………… *133*
   10.4.2 ナノバイオプロセッシング工学 ……………………………… *133*
   10.4.3 バイオコンジュゲート工学 …………………………………… *134*
   10.4.4 ナノバイオマトリックス工学 ………………………………… *134*

参 考 文 献 ……………………………………………………………………… *136*
索 引 ……………………………………………………………………………… *144*

1 序　　説

　医療において，治療，診断，検査に使用される医療用デバイスの重要性は日々高まってきている。特に，少子高齢社会の医療に対応した低侵襲医療用デバイス，先端医療を支える組織再生デバイス，未知の疾患原因や生理活性分子を解明するバイオ分析デバイスなどの開発において，そのマテリアル創製は基盤技術である。ここでは，ポリマーバイオマテリアルの機能発現に与える分子設計の重要性について述べる。

1.1　現在の医療に欠かせないポリマーについて

　医療の高度化に伴い，工学的要素を組み入れたさまざまな医療用デバイスが利用されてきている。これらは，埋め込み型人工臓器などのように，体内で恒久的に利用することを目的としたものから，生体外において診断や検査のために短時間利用されることを目的としたものまで，多くの種類に分類できる。また，対象となる生体組織も，骨や歯のような硬組織，内臓に代表される軟組織あるいは血液や体液など，その特性も大きく異なる。さらに，個体差や疾患の状態の違い，また，生活習慣や時間的な経緯の違いなど，対象がさらに複雑となっている。したがって，医療用デバイスの開発には，きわめて多くのパラメータを整理し，これらに最大限対応できるようにするという困難な問題の解決が求められている。これらに対応するためには，単一の素材では不可能であることは自明である。

　現在，治療に利用されている医療用デバイスには，特に人工臓器といえるも

のには大別して人工心臓，人工血管などの循環器系，人工骨，人工関節などの運動器系，あるいは，人工腎臓を中心として血液浄化を目的とした代謝系などが挙げられる[1)~4),†]（**図1.1**）。

名　　称	使用されているおもなポリマー
1．人工心臓	セグメント化ポリウレタン
2．人工血管	ポリエチレンテレフタレート 延伸ポリテトラフルオロエチレン
3．眼内レンズ	ポリメチルメタクリレート（PMMA） ケイ素含有ポリマー
4．人工関節	メタル/ポリエチレン セラミック/ポリエチレン
5．人工腎臓	酢酸セルロース ポリスルホン ポリ（エチレン-co-ビニルアルコール） PMMA

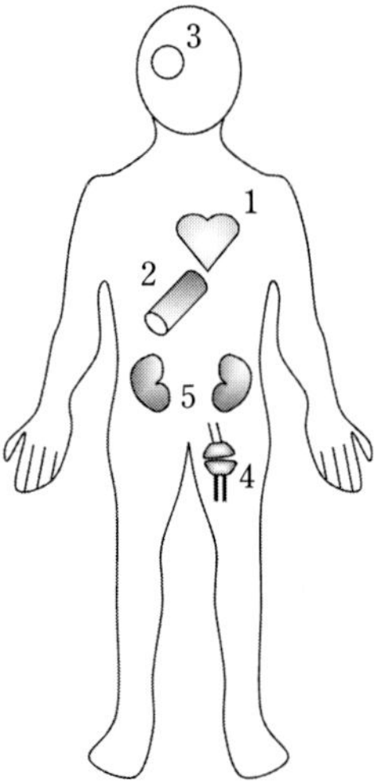

図1.1　人工臓器の分類と使用されているおもなポリマー

　これらの医療用デバイスは，生体臓器の機能のうち，一部分を代替するか補助する程度であるが，臓器移植医療がドナー不足により進まない日本の事情を反映して，多くの臨床例がある。

　血液浄化を行う代謝系医療用デバイスは，日本のもつ繊維加工の高度な技術の成果として高い性能を有し，なかには30年間以上も血液浄化療法を受けている場合もある。その意味では，医療用デバイスの有効性が高いといえるであろう。高齢者医療が社会問題として取りざたされる現在，これを支える高度医療を実現させるためにも，高度な機能だけではなく，身体に優しい低侵襲治療を実現する医療用デバイスの重要性が認識できる。また，細胞工学や遺伝子工学などの発展により誘引された新しい医療を実現する際にも，これに利用する機器，器具あるいはデバイスは重要となる。

---

†　肩付き数字は，巻末の参考文献の番号を表す。

生体はきわめて複雑系であり，これに対応する医療用デバイスを作製するためには，既存の工学体系の概念の延長線上では困難である場合が多い。ここでは，飛躍的な医療用デバイスの展開を考えるために，ポリマー科学，マテリアル工学の観点から，ポリマーバイオマテリアルの分子設計を中心としてまとめてみたい。

1.2　ポリマーとバイオマテリアルとの違い

ポリマーは，その多くが繊維，プラスチックなど構造材料としての応用が多いが，最近，エレクトロニクス分野や記録分野においては，ポリマー独特の特徴を活用して，機能材料として展開されてきている。バイオマテリアルなどは高次な機能を有するポリマーでなければならなく，そのなかに，さらに情報機能をもつことが必要である。生体内に存在するタンパク質や核酸などバイオ分子の構造と機能の相関を明確にし，それを人工系で再構築できると，新しいバイオマテリアルの設計にきわめて有意義であると考える。これらのバイオ分子も，アミノ酸や核酸が重合してできたポリマーであり，生体構造を構築し，生体情報の伝達に重要な役割をしている[5]。

ポリマーは，その開発とほぼ同時に医療分野への応用についても検討されてきた。その過程において取捨選択を受け，現在も使用されている材料は，安全性，安定性，滅菌性など，バイオマテリアルとしての条件を一応満たしているように思われる。しかしながら，そのほとんどが工業用汎用材料として開発された素材をそのまま転用したもので，バイオマテリアルとして機能や物性を考慮して，特別に設計されたものではない[6]。今後，医療がより高度になるにつれて，医療用デバイスに求められる性能，機能も高まるであろう。

そのような状況に対応するためには，使用する材料（マテリアル）からしっかりと吟味し，目的に合った性能をもつ分子設計（モノマーユニットの吟味），マテリアル設計（ポリマーをマテリアルとしたときの総合的な特性の吟味）により，医療用デバイスを作成することであろう。高度機能マテリアルデバイス

としては,バイオ分子(分子デバイス)あるいは生体組織(システムデバイス)そのものがよい見本となる。ここから得られる情報を,是非ともマテリアルデザインに生かしてバイオマテリアルを創製しなければならない(図1.2)。

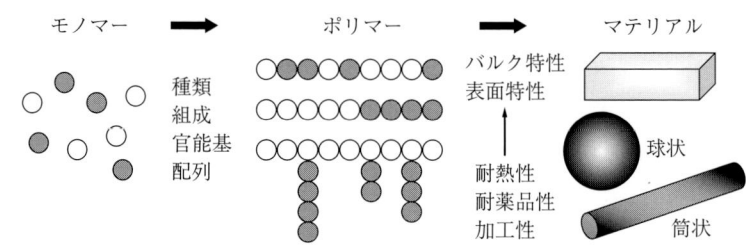

図1.2　ポリマーからバイオマテリアルへ

高度な先端医療には,生体の階層構造,すなわち分子から分子集合体,細胞,組織,臓器に基づいて,疾患の発症から治癒にかけての機序を統合的に解明することが大切である(図1.3)。その観点から,広範囲な学問の融合による先端科学技術の確立が急務である。もちろん,こうした技術集積もそれぞれの基礎科学の進展に支えられているのは当然である。

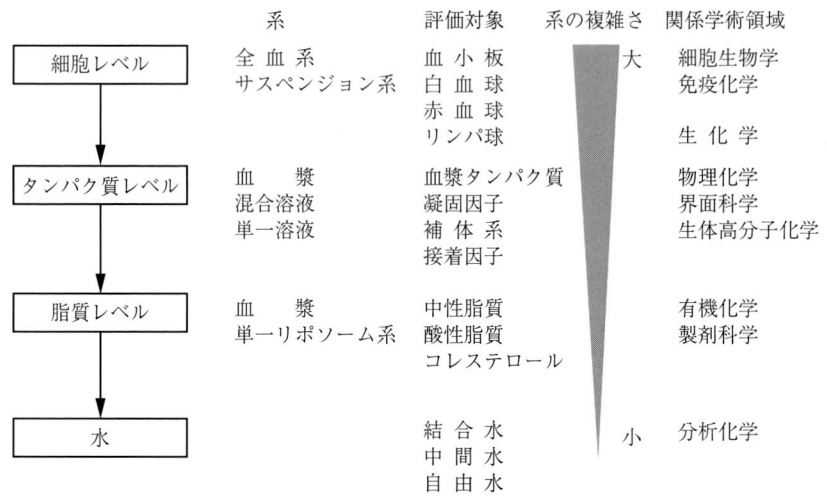

図1.3　生体の階層構造と評価項目

1.2 ポリマーとバイオマテリアルとの違い

　薬剤や医療用デバイスなどにより疾病の治療を行う際には，それらを生体とどのように作用させるかについて慎重に検討することが重要である．そのような意味では，生体にまったく影響を与えないあるいは相互作用を任意に制御できるバイオマテリアルの設計は，先端医療の成否を決定する根幹ともいうべき重大課題としてとらえなければならない．このようにバイオマテリアル設計は，医療用デバイスの使用方法や構造の改良のみでは克服できない大きな問題解決を担っている．

　一方において，医療のニーズに十分対応できるバイオマテリアルの設計あるいは新しいバイオマテリアルが十分に技術として転用できるだけ，医療産業や行政が成熟してきていないという潜在的な問題がある．特に医療には安全が最も重要な要素として考えられるために，新しい医薬品，医療用デバイスあるいはそれをつくるマテリアルには多くの安全性の担保が求められる．この安全性試験の費用と時間が医療産業の成長を抑止しているといっても過言ではない．明日の医療革新のために現場の医療を待たせるわけにはいかないが，目前の課題克服の急務から，手間と時間のかかる新しいバイオマテリアル設計研究の重要性が二の次にされている事実も否めない．

　近視眼的な成果評価の基準や社会への即効性のある波及効果だけに終始すると，科学技術としてのバイオマテリアル設計の研究を見誤る可能性がある．多くのポリマーバイオマテリアルが医療機能を意識して設計され，今日に至っているにもかかわらず，実際に医療現場に投下された医療用デバイスに利用されることがきわめて少ない．ポリマーはその分子構造と機能相関を考えながら，さらにマテリアルとしての要素を組み入れやすいために，バイオマテリアル創製にはうってつけである．ここでは，ポリマー分子合成手法に基づいたバイオマテリアル設計の成功例を考えてみたい．もちろん，ポリマー創製に関連してバイオ関連に適用することがなされているが，生体を相手にする階層的な科学の要求が複雑であり，これがボトルネックとなっている．そのなかにも，ポリマーバイオマテリアルの設計としてよい研究がまだ眠っているであろう．是非とも，ここで示すような成功例を理解していただき，眠っている研究を起こ

し，最終的なゴールに到達したい．

1.3 マテリアル設計の重要性とポリマー分子制御の基礎

　生体中に埋め込んで利用する医療用デバイスはもとより，生体外において使用する場合でも，血液や細胞培養液など生体成分を多量に含む媒体に接触して使用する場合には，マテリアル表面で惹起される生体反応を避けなければならない．最近の組織再生医療を目指した細胞培養の環境においても同様である[7), 8)]．生体では元来，きわめて精緻につくり上げられた自己防御機構が存在している．したがって，通常のマテリアルは，すべて異物と認識される反応が開始される．このために，安全かつ効果的に医療用デバイスを使用するために，さまざまな工夫をしなければならない．

　マテリアルの生体親和性とは，生体と何らかのかかわりをもって利用されるマテリアルが，① 生体になじみ，生体から異物と認識されない性質（生体防御反応を誘引しない），② 生体に優しい性質をもち，生体を損傷しない性質，という生体とマテリアルの双方向の反応を抑制することと定義できる．

　例えば，これまでの医療用デバイスを利用する際には，そのマテリアルが血栓形成や免疫応答を誘引するために，抗凝固剤や免疫抑制剤を使用している状況であり，結果的に生体に受け入れられているように見えるが，生体親和性があるとはけっしていえない．また，長期間にわたる生体内への埋め込みにより，予期しない加水分解や酸化反応を起こすマテリアルは生体親和性ではない．これらの生体反応は，タンパク質吸着を初期反応とする細胞・組織応答であり，さまざまな機構が連動して起こる．したがって，生体親和性を付与するマテリアル創製を困難にしている．さらに「生体親和性」とは，血液適合性と組織適合性を含み，血液適合性は現象論的に血栓形成に至るか否かを議論する場合（抗血栓性）と，タンパク質吸着，補体活性化反応あるいは免疫反応などを中心に分子論的な議論をする場合に分類できる（**図 1.4**）．

　ポリマーは，低分子化合物であるモノマーが繰り返し反応をすることにより

1.3 マテリアル設計の重要性とポリマー分子制御の基礎

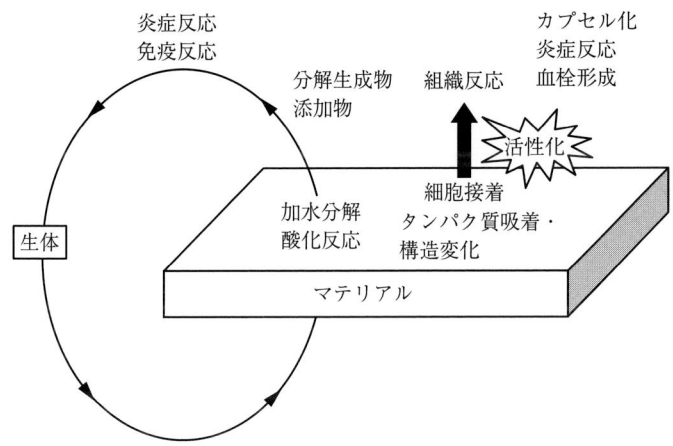

図 1.4 マテリアル表面で起こる生体反応

共有結合し，高分子量となった化合物である．例えば，ポリエチレンはよく知られたポリマーであるが，このポリエチレンのモノマーは，きわめて単純な化学構造で示される分子量 28 のエチレンである．これが重合反応により分子量が数百万以上にもなる．すなわち，エチレン分子が数万個結合してポリマーであるポリエチレンを生成する．この重合反応を理解し，さまざまな方法で制御できると，多彩な特性と機能をもったポリマーが得られる．したがって，バイオマテリアルのように高性能であり，かつ高機能性を求められる場合には重要である．

特にモノマーの化学構造，組成，配列などは比較的任意に変化させることができるために，金属やセラミックスなどの他の材料に比較して特性の制御，機能の付加が容易である．つまり，分子設計が可能であるという特徴がある．事実，生体内においてもタンパク質や多糖，あるいは核酸といったポリマーが存在し，生命活動に重要な役割を果たしている．この場合，モノマーとしては，タンパク質ではアミノ酸，核酸ではヌクレオチド，多糖では単糖ということになる．これらのモノマーを繰り返し反応させるには，きわめて効率のよい反応様式を利用しなければならない．生体のもつ分子から細胞，組織，臓器に至るさまざまな階層構造において高度に流動的な状態にあり，そのことが多様な生

体の機能発現と深く関連している。これらは，ファンデルワールス（van der Waals）力，水素結合，静電的相互作用など，水中でも働くさまざまな分子間力の調節によって生起している[9), 10)]。そのような意味で，人工的に合成されたポリマーを用いてバイオ機能を設計するときにも，いかにして生体分子の動的な構造や機能にマッチさせるべきかを考えることは非常に大切なことと考える（図 1.5）。

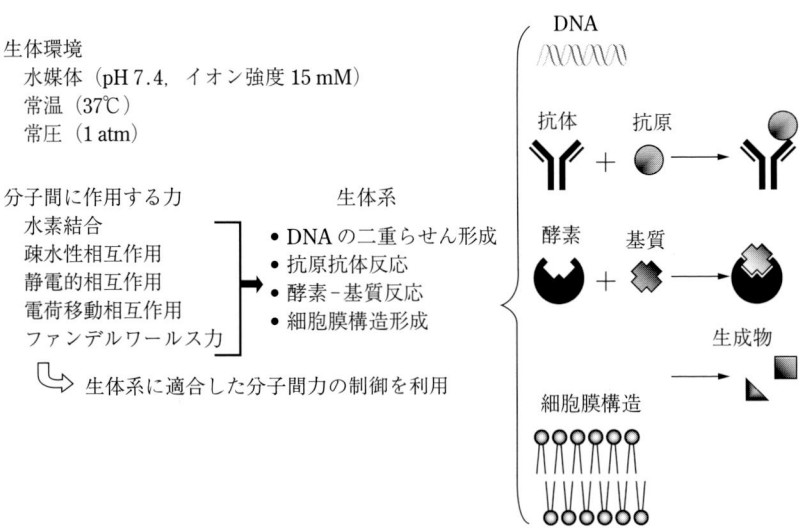

図 1.5　生体環境で働く分子間力とマテリアル設計

2 ポリマー生成の化学反応

ポリマーバイオマテリアルの最大の特徴は，生体に親和させるために，使用する環境や時間に合わせて分子設計ができることである。これにはポリマー分子の原料となるモノマーの分子構造のみならず，その組成や配列など制御できる要素がある。そこでさまざまな重合様式を理解し，自由に使いこなせることが求められる[1)〜5)]。本章では，ポリマーの生成反応と特徴について述べる。

2.1 付加重合

2.1.1 ラジカル重合

付加重合は，炭素原子間の二重結合や三重結合などの π 結合をもつ不飽和化合物（モノマー）に別のモノマー分子が反応し，新たな結合が生成する反応を繰り返して起こる重合様式である。これに適用できるモノマーは，重合反応に関与する部分以外にさまざまな官能基を有する構造が合成され，ポリマーとした際の特性を発現している。

反応機構はつぎの素過程に分類される。まず，重合開始剤が分解してラジカルを生成する開始反応，これがモノマーの立体障害の小さな β 位の炭素を攻撃することにより，連鎖的にラジカルが移動するとともにポリマー鎖が生成する成長反応，最終的にポリマー末端のラジカルが開始剤のラジカルあるいは他のポリマー鎖末端のラジカルと反応する停止反応となる。開始剤は，熱や光などのエネルギーを与えると分解してラジカルを生成する脂肪族アゾ化合物や過酸化物が利用される（図 2.1）。

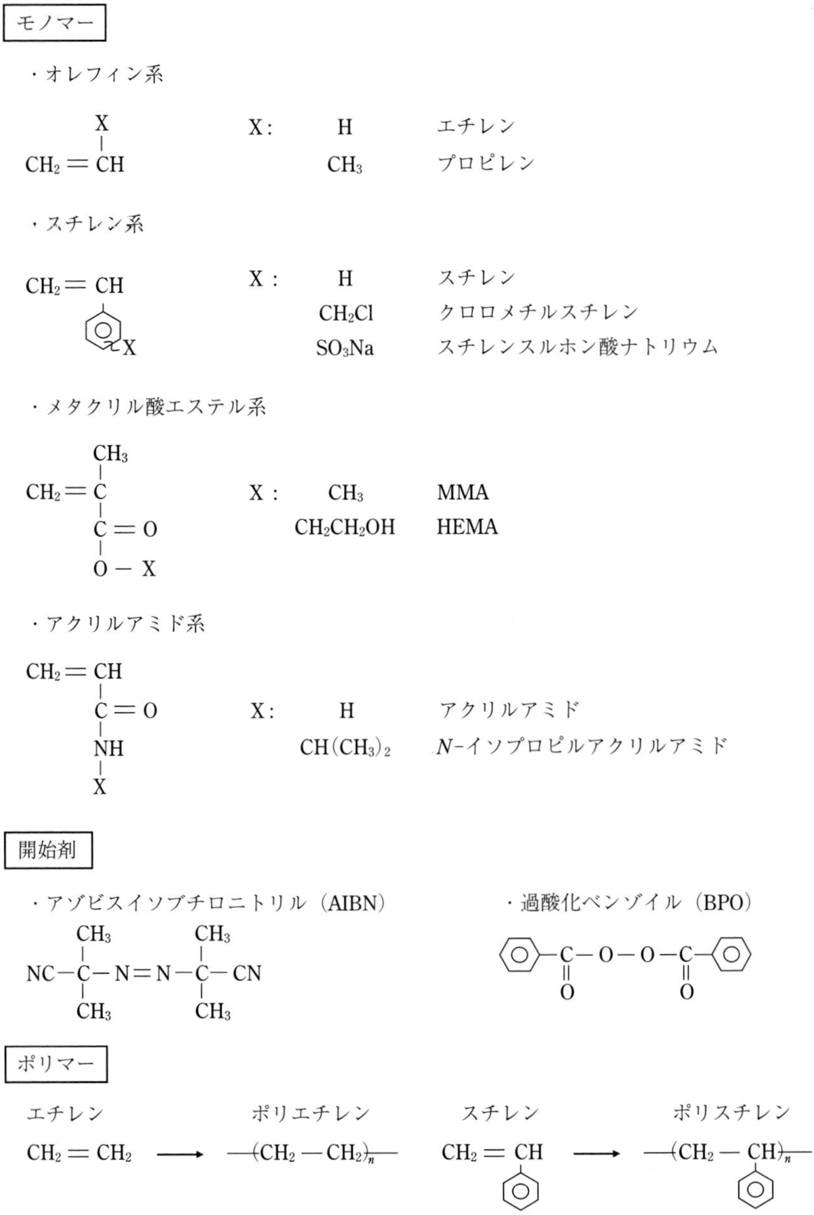

2. ポリマー生成の化学反応

モノマー

・オレフィン系

$$CH_2=CH-X$$

X:	H	エチレン
	CH_3	プロピレン

・スチレン系

$CH_2=CH-C_6H_4-X$

X:	H	スチレン
	CH_2Cl	クロロメチルスチレン
	SO_3Na	スチレンスルホン酸ナトリウム

・メタクリル酸エステル系

$$CH_2=C(CH_3)-C(=O)-O-X$$

X:	CH_3	MMA
	CH_2CH_2OH	HEMA

・アクリルアミド系

$$CH_2=CH-C(=O)-NH-X$$

X:	H	アクリルアミド
	$CH(CH_3)_2$	N-イソプロピルアクリルアミド

開始剤

・アゾビスイソブチロニトリル (AIBN)

$$NC-C(CH_3)_2-N=N-C(CH_3)_2-CN$$

・過酸化ベンゾイル (BPO)

$$C_6H_5-C(=O)-O-O-C(=O)-C_6H_5$$

ポリマー

エチレン　　　　　ポリエチレン
$CH_2=CH_2 \longrightarrow -(CH_2-CH_2)_n-$

スチレン　　　　　ポリスチレン
$CH_2=CH(C_6H_5) \longrightarrow -(CH_2-CH(C_6H_5))_n-$

図 2.1 代表的なモノマー，開始剤，ポリマーの化学構造

ラジカルは活性が高く，モノマー以外との反応により失活する。したがって，高分子量のポリマーを得るためにはモノマーに含まれる不純物濃度が低いことが求められるために，通常，市販のモノマーに添加されている重合禁止剤や安定剤などを除去することが望ましい。一般的なラジカル生成による付加重合反応では，開始反応が律速となり，生長ポリマーラジカルに対して停止反応がすみやかに生じるために，反応系中にはほぼモノマーと生成したポリマーしか存在しないことになる。

停止反応の過程は複雑であるが，大別して2種類あることが知られている。再結合停止といわれる生長ポリマー末端のラジカルが他のラジカルと出会って，カップリングすることによる過程と，不均化停止といわれる生長ポリマー末端ラジカルが，近傍の水素原子を引き抜いて停止する反応である。停止反応は，溶媒や溶存酸素によっても生起する。生成したポリマーをバイオマテリアルとして利用する際には，未反応モノマーや在留する開始剤断片などを除去する必要がある。これには，ポリマーと低分子化合物との溶解性の違いを利用する分別沈殿法，あるいは分子サイズの違いを膜透過性へと反映させた限外濾過法，透析法などが用いられる。

2.1.2 イオン重合

イオン重合はラジカル重合と同様に，炭素-炭素二重結合を有する化合物をモノマーとし，連鎖開始，生長，移動，停止という素過程からなっており，生長種は炭素アニオンあるいは炭素カチオンである。イオン重合では，重合の活性化エネルギーが小さいので，低温での重合が可能である。また，生長種がイオンであるため，対イオンの影響を考慮する必要がある。さらに，成長種が電荷を帯びているので，生長種どうしの静電反発により2分子停止は起こらず，停止反応は1分子反応となる。したがって，対イオンの種類，溶媒の極性，重合温度，濃度の影響を受ける。

イオン重合のうち，生長種が炭素アニオンであるものをアニオン重合と呼び，成長炭素アニオンがモノマーの二重結合に求核付加を繰り返すことによっ

て重合が進行する。したがって，二重結合に電子吸引性基が結合しているモノマーがアニオン重合しやすい。

　開始剤としては，アルカリ金属やナトリウムアルコキシドなどのアルキルアルカリなどの求核試薬が多く用いられている。二重結合に結合している官能基の電子吸引性が強くなるほど，水やアミンのような求核性の弱い塩基でも重合可能になり，逆に，アルカリ金属，アルキルアルカリのような強い求核性をもつ塩基を用いると，弱い電子供与性基のついているようなモノマーでもアニオン重合が可能となる。アニオン重合では，生長種どうしの反応による停止も対イオンの付加による停止も起こらず，主として生長種が水やハロゲン化アルキルなどの活性な水素をもつ化合物からプロトンを引き抜くことにより停止する。

　カチオン重合は，生長炭素カチオンがモノマーの二重結合への求電子付加を繰り返すことにより進行する。このため，二重結合に電子供与性基がついているモノマーがカチオン重合しやすい。開始剤としては，プロトン酸やルイス酸が用いられる。ルイス酸を使用する場合は，少量の水やアルコール，ハロゲン化物が共触媒として用いられる。カチオン重合ではアニオン重合と同様に生長種どうしの停止反応は起こらず，生長末端への対イオンの付加，あるいは生長末端と塩基性物質の反応による安定な塩の生成により停止する（**図2.2**）。

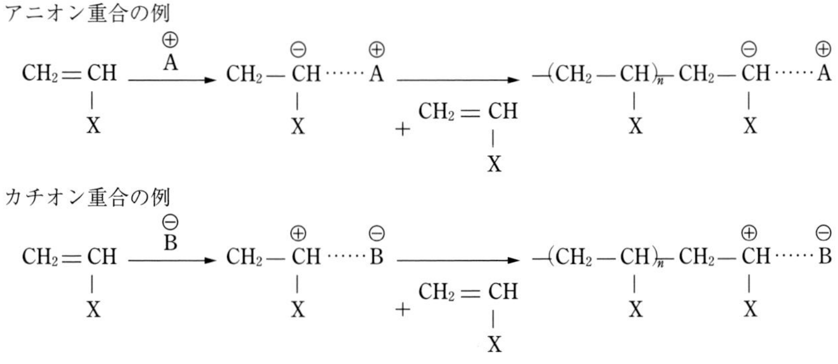

図2.2　アニオン重合，カチオン重合のメカニズム

2.1.3 リビング重合

　連鎖重合において，開始反応と成長反応のみからなり，連鎖移動や停止などの副反応が起こらない重合がリビング重合である．このように，成長末端の活性を失わせる反応がないと，開始剤から生まれた成長種はモノマーと反応してポリマーを生成し，モノマーを消費したあとでもその活性を保ち"生きている"ことになる．

　炭素アニオンは比較的安定で，脱離などの自発的副反応を起こさないが，水や酸素とは容易に反応して失活する．このため，リビング重合にはこれらの不純物を厳密に除去することが大切である．アニオンリビング重合では，使用可能なモノマーは非極性のモノマーに限られていたが，その後，不安定な結合性末端（P・）をより安定で副反応を起こさない共有結合性末端（P–Y）に一時的に変換し，これから活性な成長末端を可逆的に少量生成させる，という機構により，これまで精密制御が困難とされてきた極性モノマーを用いるリビング重合が可能であることが明らかとなってきた．

　準安定な末端 P–Y は，それ自体ではモノマーと成長反応を起こさないが，適当な触媒や光などのエネルギーにより真の活性種 P・を生成する．このような末端は，一般にドーマント種あるいは休止種といわれる．特に近年，従来では困難と考えられてきたラジカルを活性種としたリビングラジカル重合系が数多く報告され，精密なポリマー合成の手法として急速に広まりつつある．リビングラジカル重合の一つである可逆的付加開裂型連鎖移動重合（RAFT重合）を考える（図 2.3）．

　ここでは，ドーマント種は，真の活性種 P・に適当な脱離基 Y を共有結合させた構造をしている．ドーマント種と活性種は相互変換可能な平衡状態にあり，その平衡は大きくドーマント種側に傾いている．そのため，ある時刻にはごく少数の活性末端のみが生長し，すぐにドーマント種を再生し，やがてまた別のドーマント末端が生長末端へ変換される．こうして各時刻ではきわめて低濃度の活性種だけが生長するため，副反応は抑制され，一方，相互変換が生長反応より十分に速いと，それぞれのドーマント種がほぼ同じ確率で活性種へと

14　2. ポリマー生成の化学反応

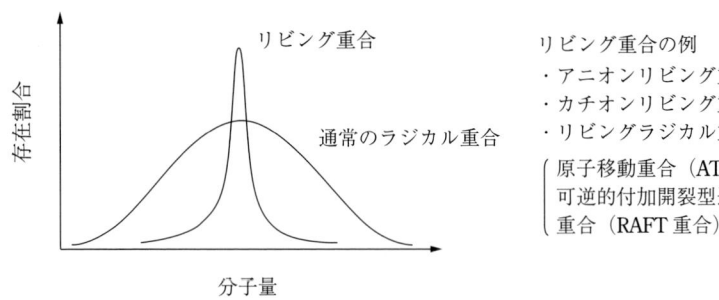

可逆的付加開裂型連鎖移動重合（RAFT重合）のメカニズム

a）開始剤 ⟶ 2I・　　I・+モノマー ⟶ Pn・

b）Pn・+ S=C−S−R ⇌ Pn−S−C−S−R ⇌ Pn−S−C=S+R・
　　　　　｜　　　　　　　｜　　　　　　　｜
　　　　　Z　　　　　　　Z　　　　　　　Z

c）R・+ モノマー ⟶ Pm・

d）Pm・+ S=C−S−Pn ⇌ Pm−S−C−S−Pn ⇌ Pm−S−C=S+Pn・
　　　　　｜　　　　　　　｜　　　　　　　｜
　　　　　Z　　　　　　　Z　　　　　　　Z
+モノマー　　　　　　　　　　　　　　　　　　　　　　+モノマー

図2.3　リビング重合のメカニズム

変換されるため，すべてのドーマント末端がほぼ同じ鎖長のポリマーへと生長する機構となる。

　通常の連鎖重合にはないリビング重合のおもな特徴としては，生成ポリマーの平均分子量がモノマーの反応率に正比例して増加する。また，ポリマー分子量は，開始剤量と反応したモノマー量で規定，制御されるために，分子量の規制が容易である。末端のリビング性を生かすと，すべてのモノマーが消費されたあとに新たなモノマーを加えると，再び重合が進行し，ポリマーの分子量がさらに添加モノマーの反応率に正比例して増加する。反応機構から考察すると，すべてのポリマー末端（開始末端）に開始剤の一部（開始剤切片）が結合している。さらに，開始反応が成長反応に比較して十分に速いと，生成ポリ

マーの分子量分布は非常に狭くなる。これらの特徴を利用すると，従来の連鎖重合では不可能であったさまざまなポリマーの精密合成が可能となる。

2.2 重 縮 合

水酸基やアミノ基など活性水素をもつ官能基とカルボン酸とは縮合反応を起こす。重縮合反応は，この縮合反応をモノマーが繰り返して行うことにより高分子量のポリマーとなる反応である。この反応の過程では低分子量の化合物が生成することを特徴とする。例えば，アミノ基とカルボキシル基の反応ではアミド結合を生成すると同時に，水分子を生成する。この水分子を反応系から取り除くと重縮合反応がすみやかに進行する。主鎖がアミド結合でつながっているポリマーをポリアミドという。一方，アルコールとカルボン酸化合物の縮合反応からエステル結合が生成し，この反応により得られるポリマーは，ポリエステルである（**図 2.4**）。

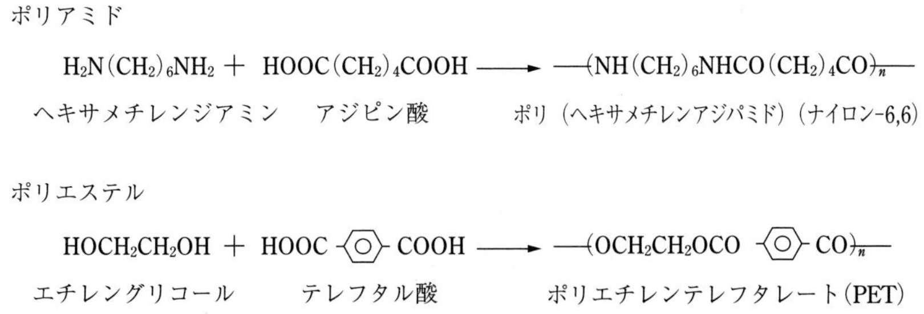

ポリアミド

$$H_2N(CH_2)_6NH_2 + HOOC(CH_2)_4COOH \longrightarrow -(NH(CH_2)_6NHCO(CH_2)_4CO)_n-$$

ヘキサメチレンジアミン　　アジピン酸　　　　ポリ（ヘキサメチレンアジパミド）（ナイロン-6,6）

ポリエステル

$$HOCH_2CH_2OH + HOOC-\bigcirc-COOH \longrightarrow -(OCH_2CH_2OCO-\bigcirc-CO)_n-$$

エチレングリコール　　テレフタル酸　　　　ポリエチレンテレフタレート（PET）

図 2.4 代表的な重縮合反応

バイオ分子のタンパク質はアミノ酸の重縮合により生成するが，このアミド結合をペプチド結合と呼び，これからなるポリマーをポリペプチドということが通例となっている。天然アミノ酸は全部で 20 種類であるが，これらがすべて一つのタンパク質分子に含まれているわけではない。例えば，絹はグリシン，アラニン，セリンおよびチロシンのわずか 4 種類のアミノ酸からなるポリペプチドである。代表的な合成ポリアミドはナイロン-6，6 で，高強度，高弾

性率のポリマーマテリアルとして一般的によく知られている。数字の表す意味は，アミド結合間に存在する炭素原子の数であり，ナイロン-6,6は炭素数6の1,6-ヘキサメチレンジアミンとアジピン酸から重縮合反応により合成されるポリマー［ポリ（ヘキサメチレンアジパミド）］である。

　ポリアミドを高分子量体とするためには，モノマーのアミノ基とカルボキシル基との間の化学量論的な等価が求められる。したがって，各モノマーからなる塩を使用したり，界面重縮合反応を利用したりして，官能基の当量を合わせる工夫がなされている。

　ポリエステルとしては，ポリエチレンテレフタレート（PET）が人工血管に，ポリスルホンが血液浄化膜として利用されており，これらのポリマーも重縮合により合成される。ポリマー鎖が長くなると，末端の官能基の反応進行が阻害されるために，反応効率の良い官能基を利用することが有利である。そこで，副生成物が反応系から除去しやすい構造とすることがなされている。具体的には，カルボン酸側をメチルエステルにしたり，酸クロリド，あるいは活性エステルにしたりするなどがなされている。さらに，タンパク質に水溶性ポリマー鎖を結合するハイブリッド化反応などのように，水中で縮合反応を行う際には，脱水剤として水溶性カルボジイミド系化合物を利用して，反応効率を高めている。

2.3　重　付　加

　重付加も，重縮合と同じく逐次重合反応であり，代表的な反応の一つとして多価イソシアネート化合物と多価アルコールからポリマー分子中にウレタン結合をもつポリウレタンの生成が挙げられる（**図2.5**）。

　重縮合では低分子化合物の脱離反応が必ず起こるが，重付加反応ではまったく副生成物が生成しないで重合反応が進行する。さらに，高温で反応を続けると，イソシアネート基がウレタン結合の窒素原子に結合している水素と反応して，アロファネート結合，ビュレット結合を生じ，ポリマー鎖の橋かけが生じ

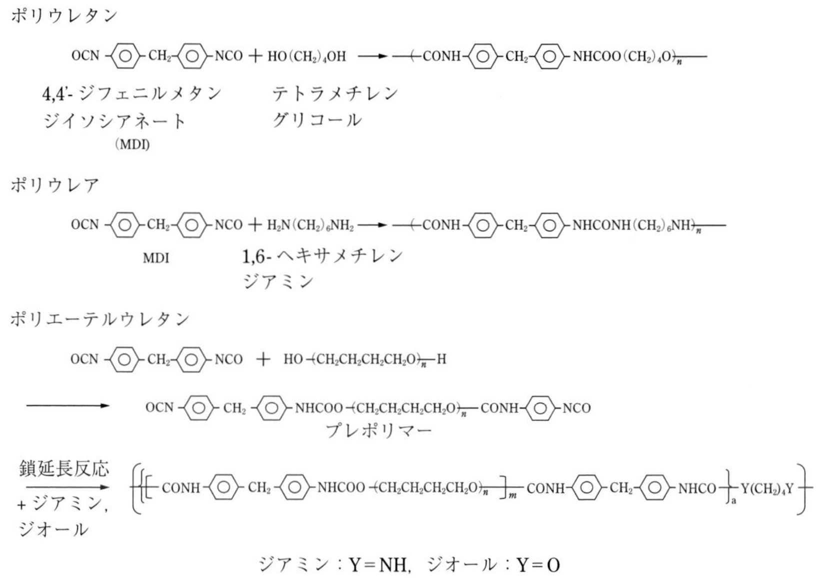

2.3 重付加

ポリウレタン

OCN–⟨○⟩–CH₂–⟨○⟩–NCO + HO(CH₂)₄OH ⟶ –[CONH–⟨○⟩–CH₂–⟨○⟩–NHCOO(CH₂)₄O]ₙ–

4,4'-ジフェニルメタン　　　テトラメチレン
ジイソシアネート　　　　　グリコール
　　　(MDI)

ポリウレア

OCN–⟨○⟩–CH₂–⟨○⟩–NCO + H₂N(CH₂)₆NH₂ ⟶ –[CONH–⟨○⟩–CH₂–⟨○⟩–NHCONH(CH₂)₆NH]ₙ–

　　　MDI　　　　　　1,6-ヘキサメチレン
　　　　　　　　　　　ジアミン

ポリエーテルウレタン

OCN–⟨○⟩–CH₂–⟨○⟩–NCO + HO–(CH₂CH₂CH₂O)ₙ–H

⟶ OCN–⟨○⟩–CH₂–⟨○⟩–NHCOO–(CH₂CH₂CH₂O)ₙ–CONH–⟨○⟩–NCO
プレポリマー

鎖延長反応
＋ジアミン，　⟶　{[–CONH–⟨○⟩–CH₂–⟨○⟩–NHCOO–(CH₂CH₂CH₂O)ₙ–CONH–⟨○⟩–CH₂–⟨○⟩–NHCO]ₐ–Y(CH₂)₄Y}
ジオール

ジアミン：Y＝NH，ジオール：Y＝O

図2.5　代表的な重付加反応

る。

　一方，多価イソシアネートと多価アミンとの反応では，ポリウレア（ポリ尿素）を生成する。ポリウレアは，ポリウレタンなどと比較してポリマー分子中に含まれるウレア結合間の水素結合が強く，したがって溶解性や分子運動性に乏しい。溶媒に可溶性のポリウレタンを合成する際には，通常，段階的な合成反応が利用される。すなわち，第一段目の反応として，ジオール化合物に芳香族のジイソシアネートを反応し，両末端にイソシアネート基をもつプレポリマーを合成する。これにジオール化合物，あるいはイソシアネート基との反応性の高いジアミン化合物を添加してプレポリマー鎖間の反応を行い，高分子量体とする。特に，ジオール化合物として分子中にエーテル結合を含む高分子量のポリオールを用いた場合には，ポリエーテルウレタンが生成する。ポリウレタンは力学的強度，耐加水分解特性，加工特性に優れている点より，医療用デバイスとしてカテーテルなどに利用されているほか，血液浄化器内で中空糸を束ねるエンドポット（接着・固定化剤）としても利用されている。

2.4 開環重合

環状モノマーが開環して線状ポリマーを与える反応式で示され，官能基Xを規則的に導入したポリマーを合成する有力な方法である．これによりバイオマテリアルとして利用されているポリカプロラクタム，ポリ(L-乳酸) (PLA)，ポリジメチルシロキサン (PDMS) あるいはポリエチレンオキシド (PEO)，ポリエチレンイミン (PEI) などが合成できる (図 2.6)．

酸素原子を含む3員環のエチレンオキシド (EO) は，医療において滅菌にも利用される常温でガスの化合物であるが，アニオン種を開始剤として開環重合反応を生起し，ポリエチレンオキシド (PEO) となる．PEO は分子量によってポリエチレングリコール (PEG) とも呼ばれる．また，類似の5員環化合物であるテトラヒドロフラン (THF) はカチオン開環重合でポリテトラメチレングリコールを生成する．いずれも高分子量アルコールとして，重縮合や重付加反応のモノマーとしても利用される．

二官能性開始剤の超強酸無水物により THF を開環重合させ，リビング両末端を種々の求核試薬と反応させると官能性の PTHF が得られる．例えば，アンモニアで処理すると PTHF ジアミンが合成される．これは，橋かけ剤や二官能性プレポリマーとして優れた性質が期待される．

EO と同様の3員環化合物で，酸素原子の代わりに窒素原子を有するエチレンイミンのカチオン開環重合でポリエチレンイミン (PEI) が生成する．これは，無色透明，非晶質，粘性の大きな液体で，水および各種有機溶剤に可溶である．PEI は分岐状構造をとっており，一級，二級，三級のそれぞれのアミノ基の含量比はおよそ1:2:1の割合である．一方，線状構造をもつ PEI が，2-オキサゾリンのカチオン開環異性化重合で得られたポリマーのアルカリ加水分解により合成されている．

生体内分解性ポリマーとして利用されている PLA や PGA などの脂肪族ポリエステルは，モノマーとして対応する α-ヒドロキシ脂肪酸の重縮合反応に

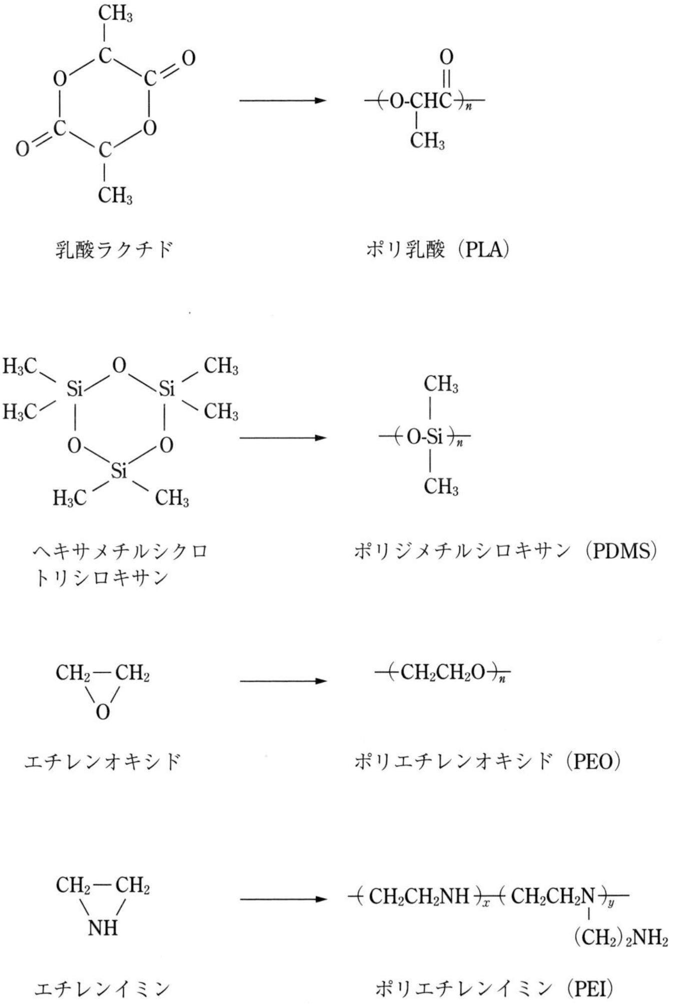

2.4 開環重合

図2.6 代表的な開環重合

よっても生成するが，重合度が大きくなりにくい。そこで α-ヒドロキシ脂肪酸が数分子縮合したオリゴマーを開環反応させてラクチドを生成させ，これを開環重合する方法がとられている。同様にラクタムの開環重合によりポリアミドが得られる。また，医療用エラストマーとして利用されているPDMSは，ヘキサメチルシクロトリシロキサンの開環重合により合成される。

2.5 分子構造の制御法

2.5.1 共重合による官能基の導入

　系中に複数のモノマーが同時に存在する重合には，ポリマー1分子中に異なったモノマーユニットが導入される。例えば，親水的な性質をもつモノマーであるアクリル酸（AA）を疎水的なモノマーであるスチレン（St）と共重合すると，1分子中にこれらの双方の性質をもつ部分が含まれたポリマーが得られ，その性質は二つのモノマーユニットの割合によって異なる。AAユニットの解離度にも依存するが，AAユニットが多いときには得られたポリマーは水溶性であるし，一方，Stユニットが多くなると水に対して不溶性になる。

　成長反応の過程においてラジカルの攻撃の受けやすさにより，成長末端にAAユニットが導入されるか，あるいはStユニットが導入されるかが決定される。この際に，ポリマー末端のラジカルがAAユニットかStユニットかによってこの反応性が変わってくる。これらはモノマーの共重合反応性比（r_1, r_2）としてまとめられている（図 2.7）。

　この値を見ると，仕込みのモノマー比から共重合体中のモノマーユニットの割合が推測できるために，ポリマーを合成する際に有効な指標となる。すなわち，$r_1 = r_2 = 1.0$ の場合は，重合反応系にどのような割合でモノマーが存在しても，ポリマー中のモノマーユニットの割合に一致する。一方，$r_1 > 1.0$，$r_2 <1.0$ の場合，モノマー M_1 はポリマー末端のラジカルが M_1・であるか M_2・であるかにかかわらず M_2 よりも反応性が高いことになり，モノマー中の M_1 の割合が少なくてもポリマー中のユニットの割合が多くなることが図 2.8 の共重合曲線よりわかる。これらの値はモノマーの化学構造，立体構造や極性などに依存する。多くのポリマーマテリアルはいくつかの機能を導入しようとする際に共重合反応を用いている，したがってこの関係を理解することは，ポリマー分子設計を実行する基本となる。

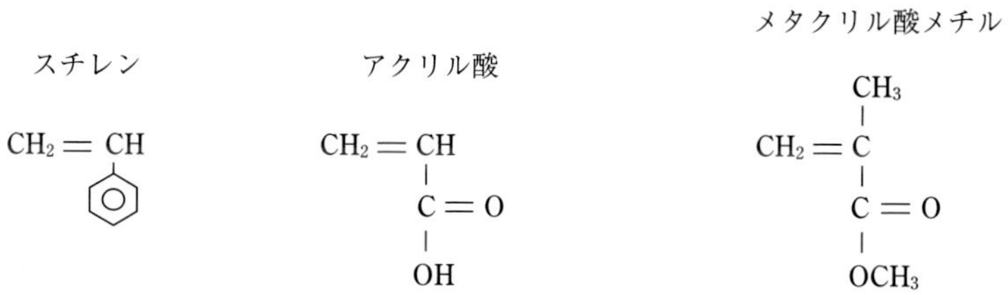

2.5 分子構造の制御法

スチレン

CH₂ = CH
  |
  ⬡

アクリル酸

CH₂ = CH
       |
       C = O
       |
       OH

メタクリル酸メチル

       CH₃
       |
CH₂ = C
       |
       C = O
       |
       OCH₃

モノマー（M_1）	スチレン		モノマー（M_1）	メタクリル酸メチル	
モノマー（M_2）	r_1	r_2	モノマー（M_2）	r_1	r_2
アクリル酸	0.29	0.075	アクリル酸	1.13	0.29
アクリル酸メチル	0.75±0.03	0.18±0.02	アクリル酸メチル	1.99	0.33
塩化ビニル	17±3	0.02	塩化ビニル	12.5	0

図 2.7 代表的なモノマーの共重合反応性比

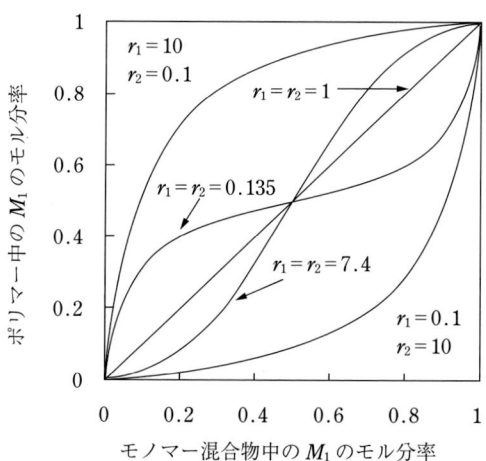

図 2.8 モノマーの共重合反応性比に基づく共重合曲線

2.5.2 モノマーユニットの配列制御

モノマーユニットのある集合をセグメントと呼ぶが，このセグメントの分子形態の違いによって，ポリマーの性質や機能が異なる。モノマーユニットが，まったく乱雑な並び方をする場合（ランダムポリマー）と，ある程度のセグメントとなって存在する場合（シーケンシャルポリマー），あるいはきちんと異なるモノマーユニットが独立したポリマー鎖を形成し，それらが結合して1分子のポリマー（ブロックあるいはグラフトポリマー）となっている場合などに分類できる。ブロックあるいはグラフトポリマーはポリマー多相系と呼ばれ，バイオマテリアルとしても重要な位置を占めている（図2.9）。

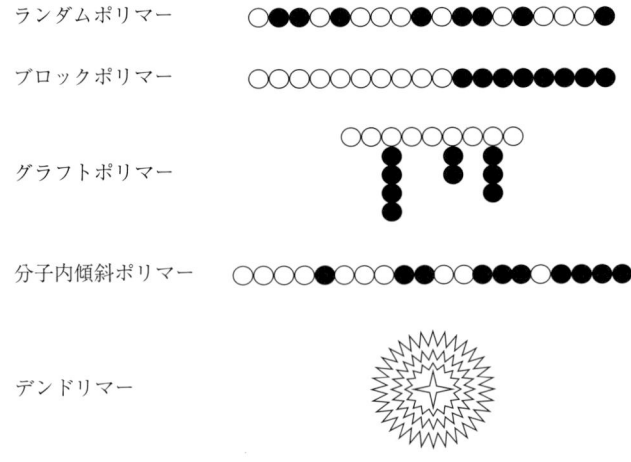

図2.9 さまざまなポリマーの分子形態

ブロックポリマーの合成法としては，① 重合開始能を有する官能基（ハロゲン，脂肪族アゾ化合物，ペルオキシド基）をもつポリマー（高分子開始剤：macroinitiator）を用いる第2モノマーの重合，② リビング重合，③ ポリマー末端基どうしの反応などが挙げられる。

リビング重合はラジカル重合と異なり，ブロックの長さのコントロールが容易であり，かつ均一なポリマーが得られるなど分子設計の立場からも最も魅力ある合成法といえる。また，最近，ラジカル付加重合におけるリビング重合が

注目を集めている．開始剤としてラジカル連鎖移動性の高い化合物を利用して，生成した開始剤ラジカルを捕捉し，モノマーをつぎつぎと挿入していく機構による．これにより，極性モノマーなど通常ではアニオンリビング重合が利用できない系においても，比較的容易にブロックポリマーの合成ができるようになった．

　ブロックポリマーは，2種以上のモノマーがそれぞれ構造単位の長い連鎖（セグメント）を形成し，それが化学結合によって結びつけられた構造を有するとともに，それぞれのポリマー成分が独立的に凝集，相分離して多相構造を形成しているところに大きな特徴がある．さらに注目すべきは，ミクロ相分離に基づく独特の配列性をもつドメイン（ミクロドメイン構造）形成である．それは，親水性と疎水性を分子中にもつ界面活性剤が独特のミセル構造を形成するのと類似している．

　ブロックポリマーはブレンドポリマーと異なり，それぞれのポリマー成分が化学的に結合されているために相互の凝集状態が何らかの影響を受け，それはグラフト率，枝の数，繰返しの数などに左右される．例えば，2種類のポリマーを組み合わせた系において，グラフト率が高く，均一にグラフトが行われると相溶性が増大し，それぞれの凝集状態が影響し合う．このことは，柔らかいポリマー分子のミクロ運動が硬いポリマーによって抑制，凍結され，逆に硬いポリマーは柔らかいポリマーによって可塑化されることを意味する．

　比較的分子量の大きなポリエステルグリコールあるいはポリエーテルグリコールをジイソシアネートと低分子ジオールとで反応，鎖延長すると，ポリウレタンのなかでも，セグメント化ポリウレタンと呼ばれるポリマーが生成する．この構造は，ソフトセグメントとハードセグメントからなるマルチブロックポリマーであり，ソフトセグメント（柔軟な連鎖）がポリエステルあるいはポリエーテル部分，ハードセグメント（分子運動性が低い連鎖）は芳香族環，ウレタン結合の連鎖部分である．優れた力学的特性をもつが，これはハードセグメントの強い分子間力によりソフトセグメントから相分離した構造をとっているからである．このセグメント化ポリウレタンは人工心臓のダイアフラムや

24   2. ポリマー生成の化学反応

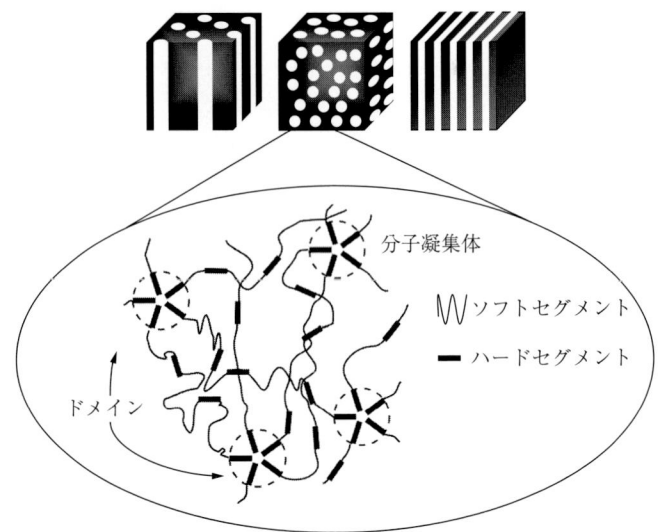

図 2.10 セグメント化ポリウレタンのミクロドメイン構造

カテーテルなど，柔軟性と力学的強さの双方が求められる部分に不可欠となっている（図 2.10）。

主鎖ポリマーに別のポリマーの枝のように結合した構造をもつポリマーはグラフトポリマーと呼ばれている。グラフトポリマーを得る方法は大きく分けて3種類あり，① 末端に重合性基（ほとんどの場合，二重結合）をもつポリマー（マクロモノマー：macromonomer）と主鎖ポリマーを構成するモノマーとを共重合する方法，② 反応性官能基を有するモノマーと主鎖を構成するモノマーを共重合しておき，その反応性官能基を末端反応性ポリマーと縮合する方法，③ 反応開始基を有するモノマーと主鎖を構成するモノマーを共重合しておき，それを高分子開始剤として枝を構成するモノマーを重合する方法である。

中央の官能基からほぼ同じ長さの枝ポリマーが放射状に伸びた構造の分岐ポリマーを星型ポリマーと呼ぶ。星型ポリマーは，① カップリング（縮合）法，② 多官能性開始剤を用いた重合，③ マクロモノマーの単独重合，④ リビングポリマーに重合可能な二官能性モノマーを加える方法，などによって合成可

能である．さらに，規則的な分岐を繰り返した構造のデンドリマーは，厳密に単一分子量のポリマーであり，官能基密度も高いことから新たな機能性ポリマーとして期待されている．高世代（高重合度）のデンドリマーは溶液中で球状形態をとり，低世代（低重合度）のデンドリマーは円盤状から偏球状の形態をとる．代表的なデンドリマーであるポリアミドアミンデンドリマーは，一級アミノ基への2当量アクリル酸メチルのMichael付加と，メチルエステルへのエチレンジアミンによるエステル-アミド交換反応を繰り返すことにより合成される．

2.5.3 立体構造の制御

置換基を有するビニルモノマーの重合では，主鎖に不斉炭素が生じ，不斉炭素の配列に規則性があるポリマーを立体規則性ポリマーと呼ぶ．すべての不斉炭素が同じ立体配置であるポリマーをイソタクチックポリマー，不斉炭素が交互に同じ立体配置をとるポリマーをシンジオタクチックポリマーと呼ぶ．これらに対し，不斉炭素の配列に規則性がないポリマーをアタクチックポリマーと呼ぶ．一般に，アタクチックポリマーは非結晶性であるが，イソタクチックポ

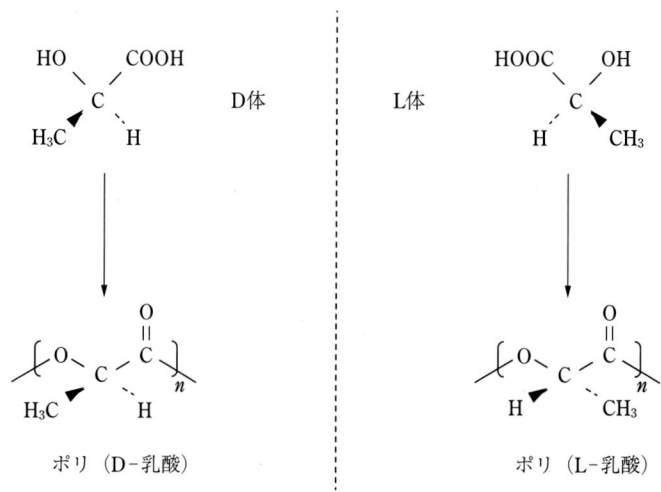

図2.11　ポリマーの立体規則性

リマー，シンジオタクチックポリマーは規則性が高いので結晶性を示す傾向がある。ポリ乳酸のモノマーであるラクチド（乳酸）にはL体とD体があり，天然に存在する乳酸およびデンプンから得られる乳酸はすべてL体である（図2.11）。PLAは結晶性ポリマーであるが，D-ラクチドとL-ラクチドの共重合によって得られるポリ（DL-乳酸）は非晶性であり，PLAに比べて柔軟で分解速度も大きい。

2.6 バイオ分子との複合化

　タンパク質，核酸あるいは多糖などのバイオ分子も天然ポリマーであり，合成ポリマーと天然ポリマーとのハイブリッドも数多く合成されている。これらは，両者の機能を併せもつだけでなく，特異な機能を発現する有用なバイオマテリアルとして利用できる（図2.12）。このハイブリッド構造をつくり出す方法は大別すると2種類あり，これらは，バイオ分子中の反応性官能基に反応性官能基を有する合成ポリマーを結合させる方法と，バイオ分子中の反応性官能基にアクリル酸などの反応性モノマーを結合させて，ビニル基を導入後に他のモノマーと共重合する方法である[6]。

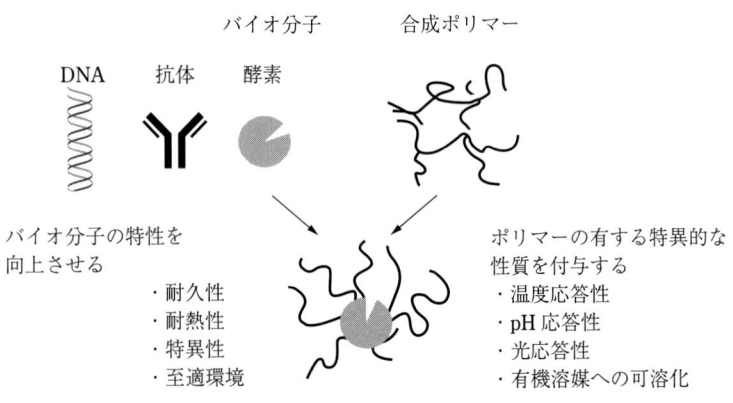

図2.12　バイオ分子とポリマーとのハイブリッド分子の特性

前者としては，タンパク質ハイブリッドの例が挙げられる。これはタンパク質に PEG を結合させると，タンパク質の免疫原性を下げたり，血中寿命を延長させたりする効果が発現したりするというものである[7]。最近では，タンパク質の特定の部分にのみ選択的に PEG を修飾することが可能になってきている。また，温度応答性ポリマーであるポリ（N-イソプロピルアクリルアミド）（PNIPAAm）の末端に官能基を導入して，これをタンパク質の活性点付近に結合させることにより，タンパク質の活性（結合性）を温度調節する試みがなされている[8),9)]。

後者の例としては，タンパク質を対象として固定化酵素の作成がなされてきた。また，DNA と PNIPAAm とを結合させることにより相補的な DNA 分子の認識に有用であること示している[10),11)]。いずれにしても，高い機能をもつバイオ分子を利用して，合成ポリマーの特性を組み合わせる方法論は，バイオ機能素子をつくり出すために重要である。

3 ポリマーバイオマテリアルの生体親和性

　生体と直接接触するポリマーバイオマテリアルの表面の特性は，生体親和性と発現させるためにきわめて重要である。界面では多くの分子間相互作用力が作用し，マテリアルが生体に親和するか，あるいは排除されるかが決定される。本章では，代表的な特性について理解するとともに，界面で生起する生体反応について述べる。

3.1 生体環境と接触する界面の重要性

　ポリマーバイオマテリアルの設計においては，ポリマーのバルクの性質ばかりでなく，直接生体環境に接触する表面の特性を理解することが求められる。この意味において，界面科学は不可欠な学問領域であるが，生体を対象とした際には時間的要素が加わり，きわめて複雑な状態をつくり出してしまう。したがって，一般の数式で明快に示される物理化学的な現象とは大きく異なることに注意を払わなければならない[1)~3)]。

　マテリアル表面で誘導される生体反応は，水の接触から細胞・組織の反応まで多くの過程を経て進行する（図3.1）。この過程すべてに対応できるマテリアルが存在するとは考えにくい。医療用デバイスを作製する際にマテリアルの選定が不可欠となるが，使用する場所と時間，対象とする疾患などを考慮することが求められる。また，機械的な特性を維持するためには，ポリマーよりも金属やセラミックスのほうがよい場合がある。しかしながら，特性の多彩さを考えると，より簡単に分子設計できるポリマーが勝っている場合も多い。この

3.1 生体環境と接触する界面の重要性

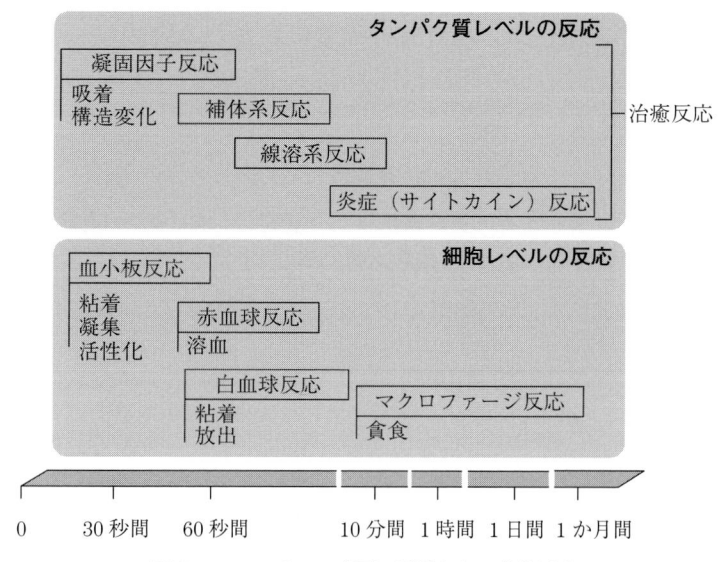

図3.1 マテリアル表面で誘導される生体反応

ような場合には，バルク特性は金属やセラミックスに担当させ，ポリマーを利用した表面処理により生体に親和させることも可能である．いずれにしても，マテリアルと生体環境との界面における現象をよく考えることが求められる．

生体反応には，生体に存在するタンパク質群が重要な役割を担っていることは事実である．例えば，血栓形成機構においても，凝固因子系，血小板系あるいは補体系が存在するが，いずれもタンパク質の反応が関与している．したがって，マテリアル界面におけるタンパク質の吸着現象や構造変化の過程を研究することが必要である．界面化学的な要素で考えると，水中における溶質（コロイド）の吸着現象としてとらえられることが多い．そこで，タンパク質吸着を理解するためにさまざまなパラメータが提案されている．以下，これらについて考えてみたい．

3.2 タンパク質の吸着にかかわる要因

3.2.1 表面自由エネルギー

　バイオ分子が存在する環境は水が媒体となっている。水分子は，たがいに水素結合することによりクラスター構造により安定化している。周囲を水分子で囲まれている水分子は，最大4個の水素結合をとることができるが，水滴表面の水など一部が他の分子と接触している場合には，水素結合の代わりに弱い相互作用力となる。したがって，表面近傍の水分子のポテンシャルエネルギーは高い状態になる。このことは，この水分子が大きな自由エネルギーをもつことを意味する。単位面積当りの表面自由エネルギー（J/m^2）を表面張力として定義しているが，これは，単位長さ当りに縮もうとする力（単位はN/m）となる。すなわち，表面自由エネルギーは等温，等圧において，表面積を単位面積だけ広げるために必要なエネルギーということになる。

　固体の表面自由エネルギーは表面の凹凸や化学種の密度，運動性など，その構造に強く依存するために，表面張力として表現することは難しい。そこで，これに代わるパラメータとして，水の接触角が便宜的に利用される場合が多い。水の接触角は固体表面に水滴を滴下して測定される（静的接触角測定）。この際，表面と接触している水滴の接線の角度として表される。定性的には，接触角が0°に近いほど親水性表面であり，180°に近いほど疎水性（撥水性）表面ということになる（図3.2）。

　バイオマテリアルのように水媒体中で利用することが前提の場合には，十分に環境を考慮した表面状態の評価が求められる。接触角測定は，あくまでも固体と気体の界面での現象を示している。マテリアルによっては，水中に入れることにより官能基の分布が変化したり，分子が運動して安定化したりする場合がある。したがって，水の存在する環境での表面の状態も十分に考慮しなければならない。その場合には，平板状の試料を水中に浸漬，離脱させて，その力を測定する動的接触角測定や，水中に試料を浸漬して表面に対する気泡の接触

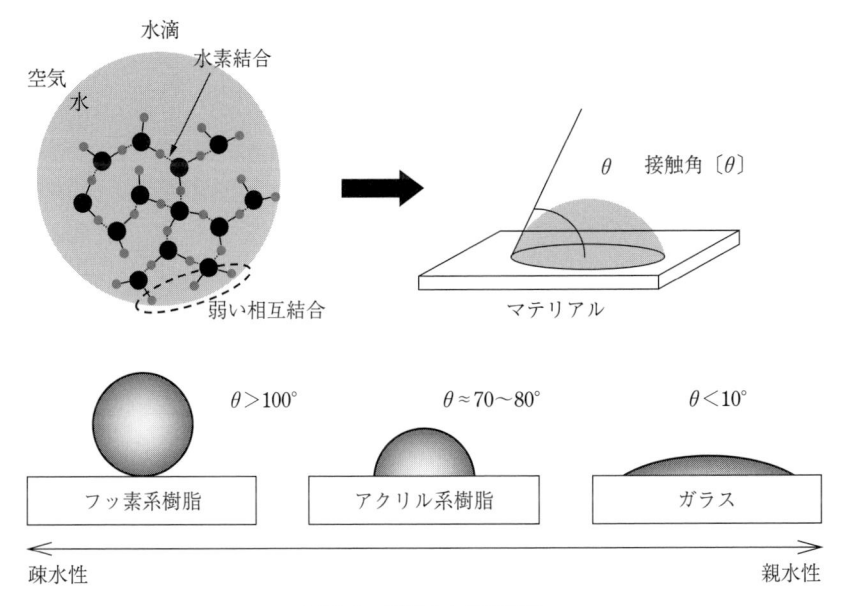

図3.2 接触角と表面特性

角を測定する方法などが用いられる。

3.2.2 界面動電位

　タンパク質分子をコロイドと考えると，表面には正・負電荷をもつ粒子と見積もることができる。一般に固体試料が水中に存在する場合には，帯電していることに起因して，静電引力が働くと考えられている。特にイオンが多く存在すると，これらが固体表面近傍に引き寄せられ，吸着することで電気二重層が形成されている（**図3.3**）。

　電気二重層は二つの部分からなると考えられている。すなわち，吸着イオンを含む内部領域と，イオンが静電的引力と熱運動により不規則に分布している拡散領域である。Sternは，電気二重層のモデルとして界面近傍に存在するStern面によって分割されること，この厚みは界面からほぼ水和半径に等しくなること，また，内部領域に存在し，脱水和している特異的なイオンの吸着についても説明した。

32   3. ポリマーバイオマテリアルの生体親和性

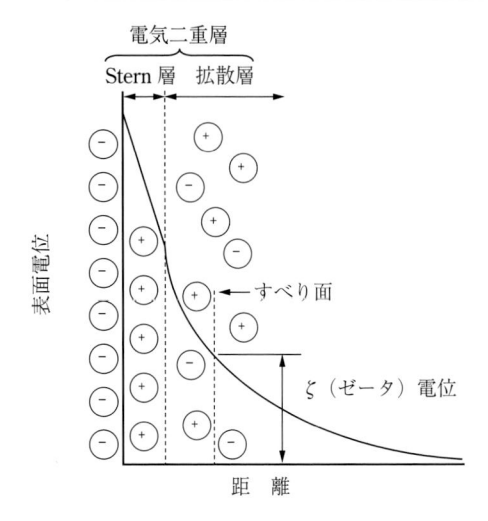

図3.3 電気二重層の構造

電気二重層をもつ固液界面に,外部から電場を加えたり,流動を与えたりすると,界面に相対的なすべり運動が発生する。この運動とこれにより誘起される一連の現象が界面動電現象と呼ばれる。この解析から誘導されるζ(ゼータ)-電位(界面動電位)は,実測できる唯一の界面電位で,コロイドの吸着,安定化などのパラメータとして利用されるほか,電気二重層の構造についても重要な情報を与える。この測定には,電気泳動法や電気浸透法が利用される。

3.2.3 吸着様式

一般に,コロイドが表面に吸着する際には Langmuir 型の吸着等温線に一致するとされている。これは,結合サイトの数が決まっていて,吸着物はその結合サイトに同じ結合定数で吸着するという仮定が成立する場合である。しかしながら,タンパク質吸着には,結合サイト数が規定されていない,タンパク質の構造が一定でない,吸着配向が一定でない,多層吸着するなどのさまざまな要因が存在するために,けっして簡単なモデルで表すことができない。したがって,吸着様式を明確に示すことは,きわめて困難である。さらに血漿からのタンパク質吸着などを評価する際には,多成分系であることや,いったん吸着したタンパク質が,他のタンパク質と交換する現象(Vroman effect)も認

められており，より複雑な機構になる[4]。

　一方において，タンパク質吸着量は，マテリアル表面の生体親和性を解釈する一つの重要な尺度である[5),6)]。したがって，吸着様式を理解しやすいように単一のタンパク質を利用して，生体濃度の1/100程度の希薄濃度での研究がなされている現状である。ここで得られる結果が，最終的に生体に直接接触した際に生じる生体反応を推測する尺度に，必ずしもならないことも理解する必要がある。

3.2.4　タンパク質吸着の測定法

　タンパク質の吸着挙動を解析する方法については，高分子化学の観点からだけではなく，界面化学，生化学あるいは医学的な観点からも多くの報告がなされている。これらを網羅することはきわめて困難であるが，大まかに分類すると，直接的な観察法と間接的な解析法とになる。

　直接的な観察法では，吸着量のほかに，吸着タンパク質の種類，分布状態，吸着タンパク質の構造変化などが求められる。いずれの方法によっても吸着挙動を追うためには，直接材料表面とは接触しないで吸着したタンパク質に対して相互作用している，いわゆる弱く吸着しているタンパク質の見積もりが重要である。一般的には，吸着させたあとにリンスすることにより，材料と直接接触しているタンパク質に関する情報を得ることができる（図3.4）。

　吸着量を求めるために放射線ラベル，蛍光ラベルなどのほかに，ラベル化剤を使用せずにタンパク質の性質に基づくさまざまな分光学的手法が用いられている。特に紫外可視分光や赤外分光は有効である。一方，血漿などのタンパク質混合物からの特定タンパク質の吸着を解析するには，抗原-抗体反応を用いた免疫抗体法の応用が一般的である。

　さらに近年では，タンパク質吸着，脱着を動的に観察する方法として，水晶振動子マイクロバランス（QCM）や，表面プラズモン共鳴（SPR）装置などが利用できるようになり，結合定数や反応速度定数などのパラメータを算出できるようになってきている。

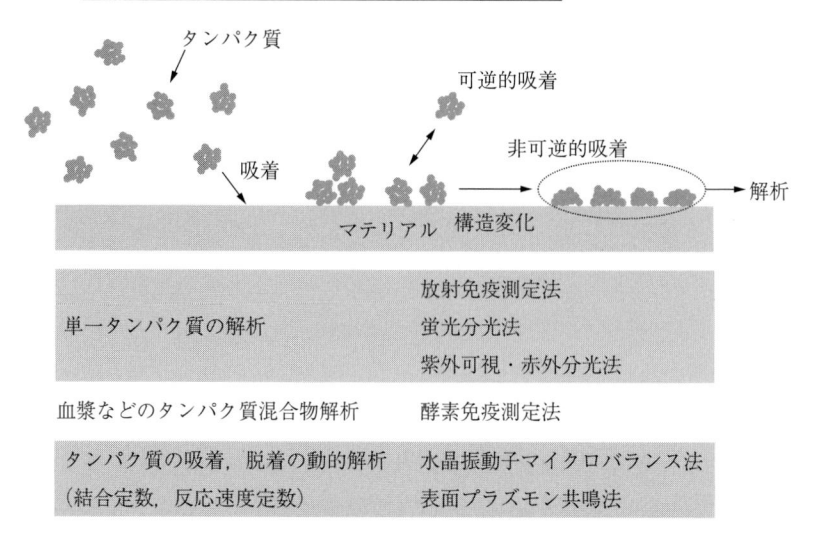

図3.4 タンパク質の吸着量測定

3.3 細胞の応答

　バイオマテリアルの評価としては，細胞との相互作用解析もきわめて重要である。細胞は，血液，体液に浮遊しているものから，組織を形成しているものがあるが，いずれも生体反応に深くかかわっている[7]。マテリアル表面への細胞応答は培養細胞系が利用され，多くの研究がなされてきた。また，マテリアルの毒性試験も細胞応答を見ることでなされている。通常，細胞培養は，細胞培養液を用いて固相表面で行われる[8]。この際に，培養液から，細胞接着に関与するタンパク質がマテリアル表面に吸着し，構造変化を生じて細胞接着に関連するアミノ酸シーケンスが表面に露出し，細胞の認識を受ける。接着した細胞は，表面で伸展，増殖を繰り返してその数を増やしていく。したがって，接着タンパク質が吸着しない表面や，接着タンパク質の構造変化を誘起しない表面には，細胞接着が起こりにくい[9]。

　多くのマテリアルが評価されていく過程で，細胞接着性の高いマテリアルは生体親和性が高いと結論されていた時代があったが，これはけっして正しくは

ない．例えば，細胞培養プレートとして利用される表面をプラズマ処理により親水化処理したPStは，確かに細胞接着性が高いものの，同じ試料を生体と接触して使用すると，血液凝固反応や炎症反応を防ぐことはできない．また，細胞増殖速度が大きなマテリアル表面は，一見すると生体親和性が高いように判断できるが，細胞の異常増殖を誘起している可能性も考えられる．一方で，表面に細胞が接着もしなければ細胞数の増加も観察できないマテリアルでも，高い生体親和性を示しているものもある．これらのことは，どのようなパラメータで生体親和性を議論すればよいかに，つねに注意を払うことを求めている．

3.4 マテリアルが生体から受ける影響

生体内の環境は特殊な部分を除き，ほぼpH7.4，一定のイオン強度，37℃の恒常性が維持されている．しかしながら，マテリアルを生体内に埋入した瞬間から，生体成分が表面に吸着し，これを排除しようとするさまざまな拒絶反応が起こる（図3.5)[10]．

この特異的な反応はマテリアルの化学的な劣化を引き起こすため，医療用デバイスとして長期的に体内で使用するためには十分な考慮が必要である．さらに骨充てん剤，人工弁，人工血管など生体組織の代替としてポリマーからなる医療用デバイスを用いたとき，生体の運動すなわち連続的な物理的負荷に耐え得る構造を有していることも必須条件である．

マテリアルの性能劣化に関連する化学反応としては，加水分解，酸化などがあり，また，酵素的分解反応も受ける．酸化反応は細胞系の反応と関連している．この反応性物質は，異物を認識し活性化した貪食細胞からつくられる．循環系に存在する貪食細胞は，おもに好中球と単球である．単球はマクロファージや巨細胞（FBGC）に分化する．活性化したマクロファージはつぎつぎと増殖し，数日で減少する．マクロファージの融合したFBGCは，埋め込まれたマテリアル表面で，数か月から数年間生き続ける．これらの細胞によるマテリアルの酸化劣化メカニズムは，いまだに完全に明らかになっていない．

材料側の要因

- 化学結合の種類
  （一次構造）
- 近接基・原子の影響
  （置換基効果）
- コンフォメーション
- 結晶性・配向性・橋架け度
- 表面構造
- 形状
- 環境（疎水性・親水性）
- リガンド
  （対レセプター認識）

体液側の要因
（血液・組織液）

- タンパク質の吸着
  （種類・量・変性の
  程度など）
- 各種イオンの組成・濃度
  など
- 水の構造

マテリアル
医薬品
タンパク質，多糖
核酸
ポリマー微粒子

⇔ 相互作用 ⇔

貪食細胞
白血球
マクロファージ
グリア細胞
樹状細胞
血管内皮細胞など

接触 → 異物認識 → レセプター-リガンド間特異的認識や非特異的認識
↓
細胞外消化（酵素反応）
カプセル化
↓
細胞内取込み
（エンドソーム化など）
↓
細胞内（エンドソーム内）
酵素反応，異物に対する
分解酵素の基質特異性など
↓
同化・活性発現
または排出
（脱エンドソーム，
代謝）
（ユビキチン化）
↓
抗原提示

免疫反応
・分子記憶
・マクロファージ
・樹状細胞

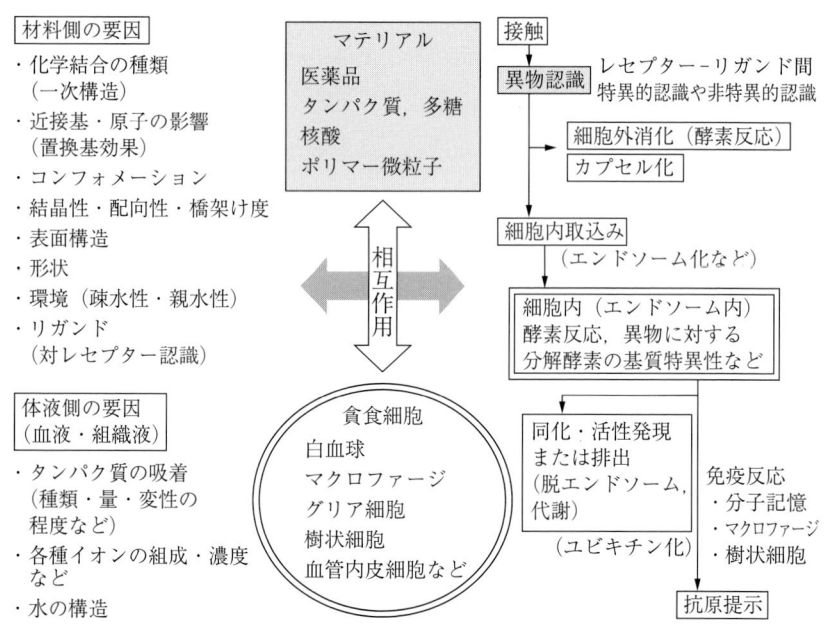

図 3.5 マテリアルと貪食細胞の相互作用〔赤池敏宏：生体機能材料学，p.29, コロナ社（2005）を一部改変〕

多核白血球（PMN）およびマクロファージは，酸素を代謝してスーパーオキシドアニオン（O_2^-）を生成する。この中間体がさらに強力な酸化物を形成し，酸化反応を開始する。スーパーオキシドジスムターゼ（SOD）はスーパーオキシドアニオンを過酸化水素に変換し，PMN からつくられるミエロペルオキシターゼ（MPO）の存在下で次亜塩素酸に変わる。次亜塩素化合物はアミノ基を酸化してクロラミンにする。また，次亜塩素化合物は他の窒素を含有する官能基を酸化することができる。マクロファージは基本的に MPO を含んでいない。よって，マクロファージ内に存在する過酸化物は次亜塩素酸に変換されない。しかしながら，PMN によって産生された MPO は異物表面（マテリアル表面）と結合し，マクロファージや FBGC の次亜塩素酸産生を促す。生体内の Fe^{2+} 濃度はきわめて低いが，異物の侵入により赤血球の溶血や炎症が起こると，Fe^{2+} 濃度が局所的に上昇する。この Fe^{2+} は，過酸化水素を酸化力

の非常に強いヒドロキシルラジカル（・OH）に変換する。

　生体内に異物が侵入した場合には，マクロファージの活性により数週間で処理される。しかしながら，ポリマーは長期間生体内に埋埴した場合，マクロファージより産生される化学物質はポリマー表面で放出され続ける。したがって，かなり長期にわたる反応となる。

　以上のことを考えると，バイオマテリアルの生体親和性については，時間をパラメータとして十分に考慮すべき点が多いことが明らかである。

4 接着の概念を変えた生体組織内でのポリマーの合成

　体温37℃にて，水分や脂質・タンパク質などが存在する生体を被着体として，医療に接着を導入するためには，新しい接着概念を導入する必要がある。本章では，歯組織を代表として，これにポリマーを接着するために，歯組織内でモノマーを重合硬化させることを提案している。そこで，歯組織に取り込まれやすいモノマーの有機合成と歯組織表面の処理が必要である。ここに，歯科接着で世界を牽引するポリマーバイオマテリアルの分子設計が示されている。

4.1　生体組織との接着

　生体組織に人工物を"接着"することは，医療様式の簡素化，効率の改善あるいは新しい治療法の開拓の点からきわめて重要であり，発展が求められる技術である。特に，最近の内視鏡手術や微小手術による低侵襲治療を実践する際には，生体組織の接着技術はきわめて有効である。現在，接着が治療に大きく貢献している医療としては，歯科分野が挙げられる。外科手術における軟組織の接着，あるいは人工関節を大腿骨に固定化する際にも接着が利用されることもあるが，接着剤およびその技術にいまだ信頼性がない。ここでは，接着剤に使用するモノマーの分子設計から始まり，大きな発展を遂げた歯科接着の例を示す[1〜3]。

　歯組織はいったん疾病に冒されると再生力がない。したがって患部（むし歯）を削り，あるいは抜歯して，その部分に人工物（補綴物）を装着し，機能の回復と審美性の確保を図ることが治療であった。削った歯組織に人工物を装

着するのは，接着ではなく"合着"といわれる．すなわち，補綴物が脱落しないよう機械的に歯組織に維持する工夫がなされてきた．

一方において，正確に補綴物を作製しても歯組織との間には，わずかな隙間が残っているために，この部分から細菌が進入したり，二次疾患（むし歯）が発生したりする問題が残されていた．歯組織の最外層にあるエナメル質は硬い組織であるが，口腔内の微生物が産生する酸によって，歯組織の構成成分であるハイドロキシアパタイト（HA）が徐々に溶解していく．エナメル質の下に存在する象牙質には，コラーゲンを主体としたタンパク質が含まれており，HAの結晶もエナメル質に比べて小さい．また象牙細管という管が歯髄まで貫通しており，このなかには髄液が流れている（**図4.1**）．したがって，補綴物を合着するために人為的にエナメル質や象牙質を切削すると，象牙細管を通して細菌による感染の危険性がきわめて高くなる．歯科治療の革新には，合着を"接着"に置き換えることが大切であることはいうまでもない．

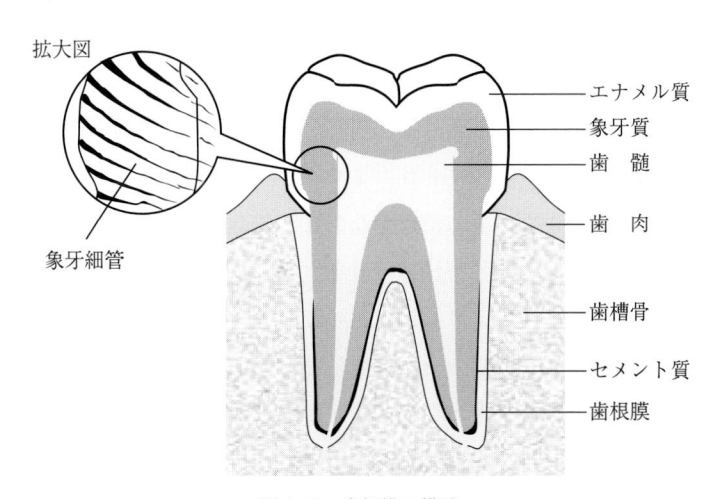

図4.1 歯組織の構造

ポリマーによる接着を考えると，溶媒に溶解したポリマーが，溶媒が揮発することにより固化する，あるいは接着剤組成物に含まれるモノマーが被接着物表面で重合して不溶のポリマーとなり硬化する，かのいずれかの機構による．

一般的には前者は，ゴム系接着剤や木工用接着剤として知られ，後者には，エポキシ系接着剤，シアノアクリレート系の瞬間接着剤などが挙げられる。いずれも被接着面を清浄にし，接着反応が完了するまでは固定することが求められる。

重合反応の開始においても，通常は，加熱あるいは強い光のエネルギーで開始剤を分解しラジカルを発生させるが，口腔内で行うことは困難である。この点も研究がなされている。すなわち，過酸化ベンゾイル（BPO）に三級アミンを加えると，酸化・還元反応的に過酸化ベンゾイルが分解してラジカルを生じることが知られているが，この反応は常温でも進行するために，歯科領域や整形外科領域の臨床現場で重合させて硬化物を得たい場合などに利用されている。さらに，光エネルギーにより開始剤を分解してラジカルを生成させる光開始重合法も歯科領域を中心に利用されている。

歯組織に接着性を示す材料を創製しようという研究が続けられてきた。歯科用接着剤や接着性材料は，一般の工業用接着剤に比べて接着界面を理想的な状態に維持することが困難である。さらに，接着界面においても，その力のかかり方が一定ではない。すなわち，繰り返し加えられる荷重を接着剤層で負担したり，構造を維持したりする使われ方までする。

歯科では接着力のない合着で治療がなされてきたが，接着を取り入れた新しい治療へと移行している。治療法に接着をプラスすることのメリットはきわめて大きい。例えば，接着により補綴物との隙間を完全にシールし，患部に口腔内で生成する酸性分子やプロトンが拡散したり微生物が侵入したりすることを防ぐことができれば，患部が再び疾病に冒される確率は減ると考えられる（図 **4.2**）。また，補綴物の維持に接着を利用すると，治療時に削去する歯組織の量，歯髄を除去あるいは抜歯する頻度を低減でき，歯の寿命を延ばすことができる。このように，歯科治療を簡便にするとともに，治療効果を長期間持続させる接着機構の利用には，これに用いる新しい歯科接着剤が不可欠となる。

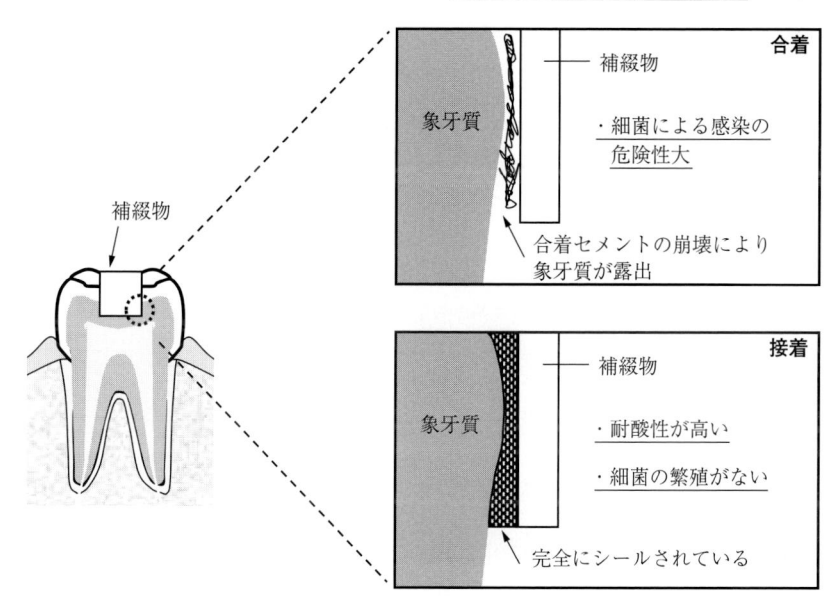

図4.2 歯組織に対する補綴物の合着と接着の違い

4.2 エナメル質への接着

4.2.1 歯表面への接着

　エナメル質への接着を臨床に導入したのは，東京医科歯科大学の三浦，増原らである[4]。彼らは，ポリカーボネート製フックをリン酸エッチングしたエナメル表面に接着し，このフックにワイヤーをかけ，ワイヤーの弾性を歯に直接伝えて歯を移動させる矯正治療法であるダイレクトボンディングシステム（direct bonding system：DBS）を確立した（**図4.3**）。この方法は，現在の矯正歯科に広く利用されてきている。

　歯科治療に接着を利用しようとする試みがなされてきたなかで，既存の常温硬化型接着剤が流用されていたが，歯組織あるいは使用する口腔内環境では，十分な接着力と安定性が得られなかった。接着には，接着剤が被着面になじむことや，表面で効果的に反応することが必要である。

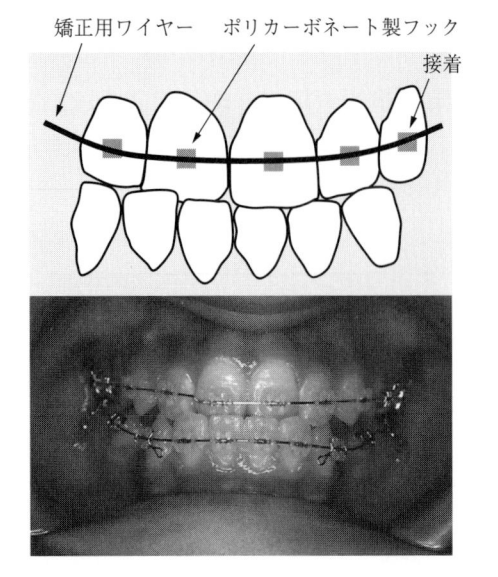

42　　4. 接着の概念を変えた生体組織内でのポリマーの合成

矯正用ワイヤー　ポリカーボネート製フック
接着

図 4.3　矯正歯科におけるダイレクトボンディングシステム（DBS）

　1950年代には，すでにエナメル質をリン酸でエッチングするとアクリル系常温重合レジンが，エナメル質に接着することが報告された[5]。通常，アクリル系常温重合レジンは，二官能性のモノマーを含むモノマーに芳香族アミンを混合した液成分と，poly（MMA）の粒子にBPOを混合した粉成分からなる。この二成分を一定の割合で混合すると，BPOと芳香族アミンの反応でラジカルが生成しモノマーが重合・硬化する。したがって，歯組織には直接反応しないが，エッチングによって凹凸が生じ，被着面の表面積が増加するために物理的な相互作用力が強くなったと考えられる。

　歯科用接着剤の分子設計に強い示唆を与えたのはBowenの仮説である[6]。すなわち，N-フェニルグリシンとグリシジルメタクリレートの付加反応で得られるモノマー（NPG-GMA）が歯組織のカルシウムイオンとキレートを形成し反応固定されるために，歯組織への接着に有効であるとされた（図 4.4）。この考え方に基づき，多くのカルボキシル基やリン酸基などを有するモノマーが合成され，エナメル質への接着性が評価された（図 4.5）[7]。

　しかしながら，カルボキシル基をもつ一連のモノマー群は，NPG-GMAと

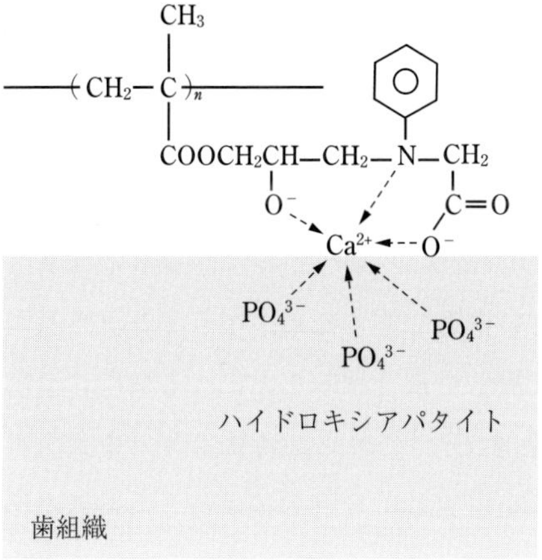

図 4.4 NPG-GMAのハイドロキシアパタイトへの反応様式

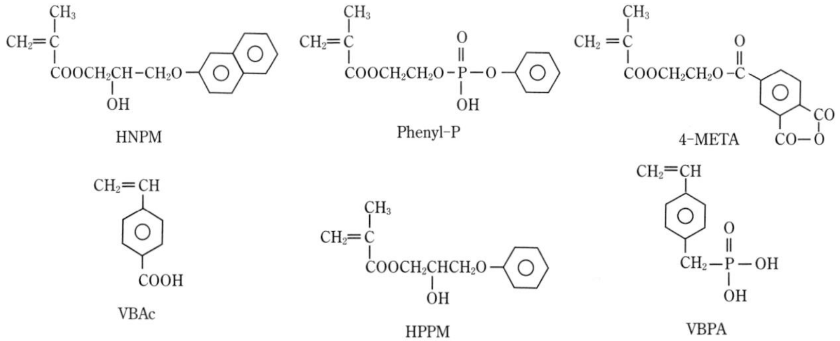

図 4.5 歯組織への接着に有効なモノマーの構造

同一の反応性基をもっているにもかかわらず，接着力が得られなかった。このことは，エナメル質への接着には反応性ではなく，エナメル質に対する親和性が重要な因子であることを示している。

4.2.2 歯組織へのモノマーの拡散と重合に起因した接着機構

歯組織の被着面に対するモノマーの親和性およびモノマー自身の重合特性は，接着強さに大きな影響を与える。一方で，歯組織のエナメル質をエッチングして表面に凹凸をつけて接着することを行うと，そこで重合・硬化して生成するレジンタグの長さはモノマーの種類に依存せず，エッチング剤により生成

した歯組織面の凹凸の深さに依存する．しかしながら，ナフタレン環を疎水基として側鎖に有するモノマー，2-ヒドロキシ-3-ナフチルプロピルメタクリレート（HNPM）を接着剤に添加すると，エッチングされた部分を通り越して，さらにタグが入りこむ現象が明らかとなった．

この事実は，HNPM が疎水性基（ナフタレン環）と親水性基（水酸基）を有しており，歯組織に取り込まれやすい構造であるため，エッチングされたエナメル質表面から内部にモノマーが拡散して重合することによる樹脂含浸層が形成されるためと説明されている（図 4.6）．これらの背景より，東京医科歯科大学の中林は新しい接着メカニズムを提案し，今日の接着歯学の基礎を築いた[8]．

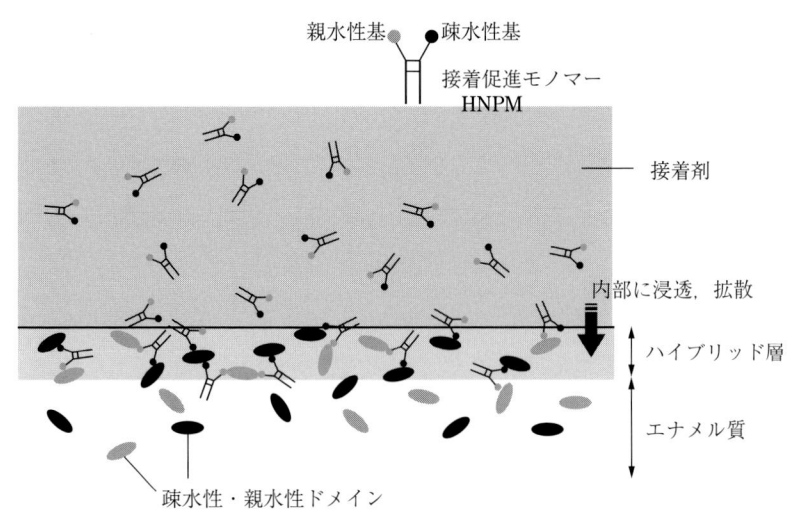

図 4.6 モノマーの歯組織への拡散に基づく接着機構（樹脂含浸層の生成）

1974 年，歯組織への接着を達成する要素モノマーの一つとして，メタクリロイルオキシエチルフェニルリン酸（Phenyl-P）が合成された．Phenyl-P は，HNPN と同様の両親媒性分子である．これを利用して世界で初めて，歯科用レジンを歯組織に接着させるボンディング剤が開発された．その後，Phenyl-P の誘導体もいくつか合成され，接着促進効果のあることが確認され

た。これにより，モノマー分子中に疎水性基と親水性基をバランスよく併せもつことが，歯組織へのレジンの接着に重要であることが示された。

さらに，歯組織に取り込まれやすい第3のモノマーとして，4-メタクリロイルオキシエチルトリメリット酸無水物（4-META）が合成された[9), 10)]。この化合物を含む接着剤もエナメル質に強固に接着するレジンになることが認められた。その界面での接着層の長さは，HNPMの15 μmに比べてさらに長く，30 μmにも達することが明らかになった。さらに，硬化したレジンと歯組織との混合層の形成によって，エナメル質の耐酸性が向上していることがわかった。4-METAの機能はさらに詳しく研究され，現在では歯科用の金属やセラミックスの接着剤にも適用されている。これらの新しい分子設計概念に基づき合成されたモノマーによって，歯科用接着剤は日本が世界を完全にリードするまでになった。

4.3 象牙質への接着

治療に接着を利用する歯学（接着歯学）において，さらに重要な点は，エナメル質よりも細菌などによる感染の危険性が大きい象牙質に接着できるかということである。象牙質への接着は，象牙質の構成成分であるコラーゲンにMMAをグラフト重合させる可能性の高い重合開始剤系であるトリn-ブチルボラン（TBB）によって具体化された[11)]。

接着を安定させるためには，歯科用レジンそのものと同様に被着表面である歯組織の処理剤の選択も重要である。Bowenは，クエン酸で象牙質をエッチングしたのち，塩化第二鉄（$FeCl_2$）溶液で処理すると，レジンの象牙質への接着を改善できることを報告した[12)]。この処理過程を単純にし，クエン酸と塩化第二鉄を混ぜた水溶液で研削した象牙質をエッチング処理したのち，4-METAをMMAに対して5 wt%の割合で溶解したモノマー液成分をpoly(MMA)系の粉成分と混合してTBBで重合するMMA-TBB系レジン（4-META/MMA-TBB系レジン）が利用された。その結果，象牙質に18 MPaと

いう高い接着強さで接着可能であることが示された。被着面対する前処理過程と 4-META/MMA-TBB 系レジンの接着強さの関係をまとめると，クエン酸やリン酸などの酸のみでエッチングされた象牙質には，6 MPa 程度の接着強さしか得られなかった（**表 4.1**）[7]。

表 4.1 歯組織への接着に与えるエッチング剤の効果
（37℃で水中に 1 日間浸漬したあとに測定）

前処理剤 〔%, 30 s〕			被着体 接着強さ〔MPa〕	
リン酸	クエン酸	塩化第二鉄	エナメル質	象牙質
0	0	0	4.5（ウシ）	2.4 ± 1.8（ヒト） 7.4 ± 3.4（ウシ）
65	0	0	13.0 ± 1.6（ヒト）	—
0	30 (60 s)	0	10.0 ± 1.3（ヒト）	—
20	0	0	—	6.3 ± 1.5（ヒト）
0	10	0	10.7 ± 4.9（ウシ）	6.3 ± 2.3（ヒト） 5.3 ± 1.4（ウシ）
0	10	3	14.0 ± 2.4（ウシ）	17.5 ± 5.3（ヒト） 18.1 ± 3.2（ウシ）
0	1	1	8.8 ± 1.9（ウシ）	13.4 ± 2.2（ヒト） 16.3 ± 0.2（ウシ）

一方で，第二鉄イオンが含まれる 1％クエン酸-1％塩化第二鉄溶液で処理すると，13 MPa 以上の接着強さが認められた。この塩化第二鉄の添加効果については，いくつかの機構が考えられている。すなわち，塩化第二鉄が水と反応して塩酸が生成しエッチング効果が高まる，第二鉄イオンが重合速度を大きくしレジン強度が高まるなどである。

エッチング過程が，モノマーの重合反応に関係するならば，エナメル質を対象としたときにも同じような効果が現れると考えられる。エナメル質と象牙質の違いは，コラーゲン含量であり，象牙質の場合のみ塩化第二鉄の効果が認め

4.3 象牙質への接着

られることから，塩化第二鉄の効果として第二鉄イオンがコラーゲンと反応し，コラーゲンが酸により変性して弱くなることを抑制する，結果として大きな接着強さが得られたと理解されている．事実，コラーゲンの高次構造と象牙質への接着の関係を知るため，コラーゲンを種々な条件で処理したのち，コラゲナーゼによる消化速度が調べられ，リン酸，クエン酸に触れたり，60℃の水溶中で加熱したりしたコラーゲンは，酵素による加水分解速度が大きいこと，すなわち，高次構造が乱れることなどが示された．

酸による象牙質のエッチング処理中に起こるコラーゲンの変性を防止する目的で，あらかじめグルタルアルデヒドで象牙質のコラーゲンを橋かけしておくと，12 MPa の接着強さが得られた．ちなみに象牙質を 60℃の水中で加熱後，10％クエン酸-3％塩化第二鉄溶液で処理をすると 6 MPa 以下に接着強さは低下することが見られたが，3％塩化第二鉄水溶液中で加熱後，10％クエン酸あるいは 10％クエン酸-3％塩化第二鉄溶液で処理をした象牙質には，18 MPa の接着強さが得られている．1％クエン酸-1％塩化第二鉄溶液は，エナメル質に対して効果が小さいために，その濃度や組成が研究された結果，10％クエン酸-3％塩化第二鉄溶液がエナメル質，象牙質共通のエッチング剤として適していることが明らかにされた．

リン酸処理をした象牙質にレジンを接着させることが可能になっている．この場合でも，重合開始剤系として TBB は使わず，BPO-芳香族アミンあるいは BPO-芳香族アミン-スルフィン酸塩のような常温重合開始剤を使用すること，Phenyl-P のような両親媒性モノマーは不可欠である．また，接着するメカニズムは 4-META/MMA-TBB 系レジンと同じであり，エッチングされた象牙質内にモノマーが拡散し，そこでモノマーが重合することで高い接着強さが得られることが明らかにされている（図 4.7）．

象牙質に生体親和性モノマーが取り込まれ，そこで重合硬化するために，レジンと象牙質が強固に接着するプロセスは，きわめて重要である．一方で，象牙質の接着において，被着体表面に付着しているスメアー層といわれる象牙質の研削粉を除去することが必要であるが，このとき，象牙質の被着面近傍に存

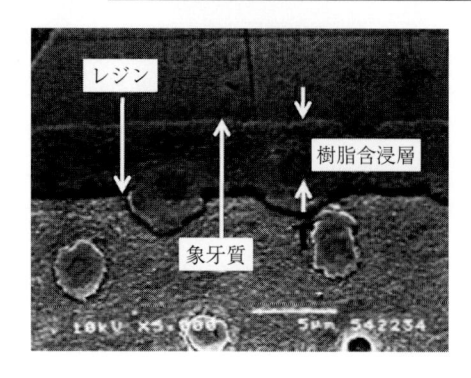

48   4. 接着の概念を変えた生体組織内でのポリマーの合成

図4.7 モノマーの歯組織への拡散・重合による樹脂含浸層の形成

在するコラーゲンを変性させてはならないこと，およびあまり深く象牙質をエッチングしても，接着にとって不利となることが示された．

レジン中のモノマーは歯組織への拡散と同時に重合反応を進行させている（図4.7）．エッチング部分の深さが大きいと，モノマーが十分に拡散しきれずに，深い部分にエッチングによりHAを失ったコラーゲンのみの層が残存することが示された．ここが長期間口腔内環境に置かれていると，コラーゲンが水により膨潤し，破壊を引き起こす層となると考えられる．これらのことは，長期間にわたり安定な人工物の接着は，歯組織を対象としたとしてもきわめて難しく，モノマー，接着剤組成物，開始剤さらには前処理剤に至るまで考慮して，接着システムとして考える必要性を示している．

4.4 歯科用金属，セラミックスへの接着

4-METAの出現は，エナメル質，象牙質にとどまらず，金属，セラミックスへも常温で接着する組成物を提供できることが示されている[13]．歯科では，これらの材料を修復材料に使う頻度が多く，接着剤が利用できることは，歯組織への接着と同様に重要な意義がある．

接着剤で歯組織と補綴物が接着できれば，歯を削らなくても治療できることとなる．さまざまな歯科用金属に対して4-META/MMA-TBB系レジンは接着する．人工歯根歯が欠けたときの治療法には，架橋義歯（ブリッジ）や義歯

床を使うが，まず，人工歯根を顎骨に植立し，そこにクラウンあるいはブリッジを装着する治療法が普及している。これの材料には，チタン合金と HA，アルミナなどのセラミックスが使われている。人工歯根用材料としては，HA が生体親和性の点で最もよいとされているが，機械的強度に課題があり，金属との複合化，すなわち機械的強度はチタン合金などの金属に分担させ，生体に触れる部分を HA にするほうが有利であると考えられている。ここで，セラミックと金属との界面を維持するために接着が利用され，一部，歯科用レジンが活躍している。

5 ポリマーの相分離を利用した空間的機能発現

多相系ポリマーの有する特徴である相分離構造は，ポリマーの分子量あるいはポリマー鎖の結合様式などに依存して多様に変化する。時にはきわめてダイナミックな状態もとり，表面特性にも大きな影響を与える。この相分離構造を制御し，巧妙に利用するマテリアル設計がなされている。本章では，多相系ポリマーの相分離を基盤としたバイオマテリアル創製について解説する。なかでも，水系で働く分子間相互作用を駆動力としたポリマーの集合体，ポリマーミセルを薬物や遺伝子のキャリヤーとして応用，展開するための分子設計に焦点を当てる。

5.1 ミクロ相分離構造の構築と生体親和性

血液が人工材料に接触すると容易に血液凝固反応が開始され，最終的には血栓が形成される。この反応は複数の経路からなることが明らかとなっている。例えば，タンパク質を中心とした凝固因子が，カスケード反応によりつぎつぎと活性化と反応を進行させて血栓形成に至る[1]。また，血小板の粘着，活性化が進行することにより，血栓形成する血小板系[2]，さらには，免疫系が関与している補体系などが挙げられる[3]。血栓形成しない人工材料を創出することは，バイオマテリアル研究の大きな目標の一つであることはいうまでもない。

1960年代後半から抗血栓性ポリマーの創製に関連してさまざまな研究がなされてきたが，そのなかでも1980年代，日本を中心に展開された多相系生医学材料に関する研究は，その後のバイオマテリアル研究に大きな福音をもたら

5.1 ミクロ相分離構造の構築と生体親和性

した[4]。初期には，不均質な性質をもつ表面，凹凸が存在する表面なども研究対象として取り上げられていたが，これらは抗血栓性を示すことはなかった。より小さなサイズの不均質性をもつポリマー表面では，一定の効果があることが見いだされている。

異種のポリマーを混合しようとすると，均質に混ざり合わず，相分離する。このミクロドメイン構造が抗血栓性に有効であることが発見された（**図 5.1**）。

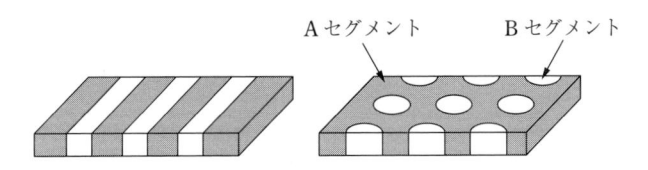

図 5.1 多成分ポリマーのミクロドメイン構造

人工心臓に利用されるセグメント化ポリウレタン（SPU）のように，ハードセグメントとソフトセグメントを結合したブロック型ポリマーは典型的な例である。米国では，SPU を利用した人工心臓の開発が精力的に行われてきた。これを契機に日本では，親水‐疎水型，結晶‐非晶あるいは荷電状態などの特性の異なる表面をもつマテリアルがつくられ，東京女子医科大学を中心に系統的な評価がなされた。なかでも，親水‐疎水型のミクロドメイン構造をもつポリ（2‐ハイドロキシエチルメタクリレート）（PHEMA）とポリスチレン（PSt）とのブロック型ポリマー（poly(PHEMA‐block‐PSt)）は，そのドメインサイズを 20 nm 程度のラメラ層を形成することで，優れた血液適合性を示すことが報告された（**図 5.2**）[5]。

この poly(PHEMA‐block‐PSt) は，口径 3 mm の小口径人工血管表面に被覆することにより，動物実験でこの人工血管が 2 年間以上開存した実績をもつ[6]。これは，主として血漿タンパク質であるアルブミンが表面に組織化吸着する結果，接触する細胞の膜タンパク質の分布状態を安定化するためと考えられている。アルブミンは血漿中で最も濃度が高いタンパク質であり，血小板の活性化に対して不活性である。そこで，アルブミンを選択的かつ安定に吸着させるマテリアル表面は血液適合性であるとの考え方がなされている。事実，免

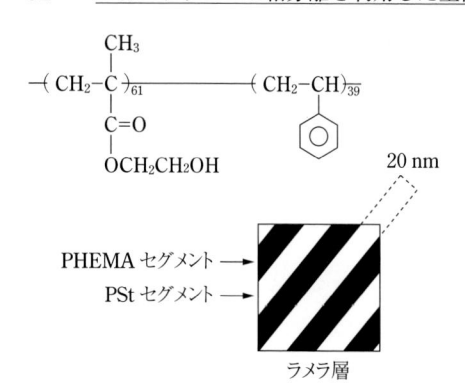

52   5. ポリマーの相分離を利用した空間的機能発現

図5.2 poly(PHEMA-block-PSt)の化学構造とラメラ層形成

疫分析において，器材表面へのタンパク質の非特異的な吸着を抑制し，感度を高めるためのブロッキング操作を行う際に，アルブミン溶液が利用されている。これは，アルブミンの器材への吸着現象を応用したものである。poly(PHEMA-block-PSt)が血液と接触した際に形成されるタンパク質の吸着層は，長期間安定に，ほぼ20 nmの厚みが維持される。すなわち，タンパク質の重層吸着を抑制することが明らかとなった。poly(PHEMA-block-PSt)は一時期，カテーテルのような短時間使用の医療用デバイスとしての利用が検討されたが，ミクロ相分離構造を形成させる際の条件が難しく，開発が中止されている。

また，それぞれ正電荷と負電荷をもつポリマーから形成されるポリイオンコンプレックス（PIC）表面においても，血液との反応を抑制することが見いだされている（図5.3）[7), 8)]。さらにこのPIC系は，リンパ球成分の亜集団であるT細胞とB細胞を効率よく吸着分離することが見いだされた。そこで，全血から血小板製剤を調製する際に，白血球成分を除去する血液セパレーターとして応用展開がなされた。

ポリマーの結晶性の違いが細胞との作用に影響することが明らかにされ，縮合系ポリマーを利用して研究がなされた[9)]。ポリアミドとポリプロピレンオキシド（PPO）の各セグメントからなるマルチブロック型ポリマーは，ポリアミドの高い結晶性とPPOの非晶性のミクロドメイン構造を形成する。この際,

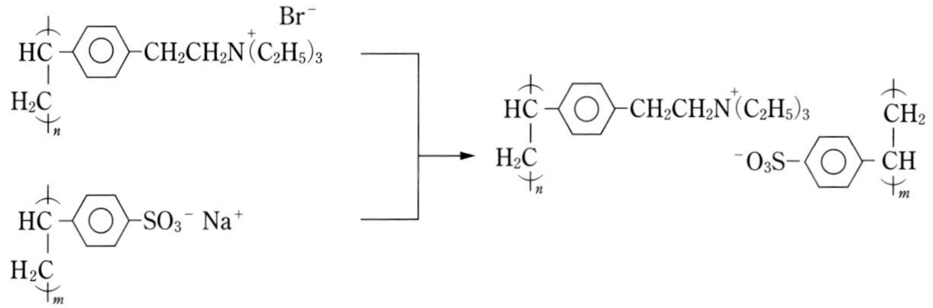

図 5.3 ポリイオンコンプレックス（PIC）を形成するポリマーの化学構造

特定のミクロドメイン構造（長周期：12〜13 nm，微結晶厚み：6.0〜6.5 nm）の表面が血小板粘着，活性化を抑制するとされた。このポリマーは，留置カテーテルの表面処理として応用された。

5.2 相分離構造を基盤とするポリマーミセルと高機能生理活性分子送達システム

5.2.1 ポリマーミセルの基礎

異種の線状ポリマーが直列に連結したブロック共重合体の自己組織化により生成するミクロドメイン構造は，異なる特性を有するドメインの配列により，多彩な表面を構築する。一つのポリマーセグメントが疎水性，もう一方が親水性であるブロック共重合体は，水中で疎水性相互作用によって多分子会合する[10]。この自己組織化の結果，形成される自己組織体は，ブロック共重合体を構成する各連鎖の化学構造や分子量などによって異なり，そのバランスによって球状のミセルやロッド構造，ラメラ構造をとることが知られている。

水中で形成されるポリマーミセルは，粒径数十 nm のナノ微粒子であり，疎水性コア（内核）が親水性ポリマーのシェル（外殻）で覆われた二層構造を有している[11]。ここで，ポリマーミセルを特定の分子を運搬するキャリヤーとして利用できると考えられる（**図 5.4**）[12), 13)]。

特に，生体内の任意の場所に薬剤を送達するシステムは，安全で効果的な薬剤化学療法には重要である。シェルを構成する親水性ポリマーとしては，無毒

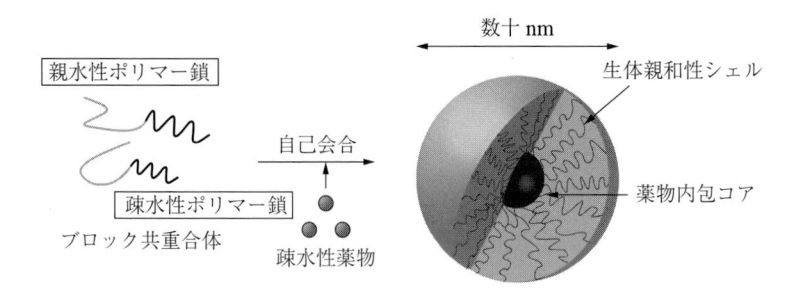

図 5.4 親-疎水性ブロック共重合体の自己会合により形成されるポリマーミセルの構造

であり，タンパク質などとの生体分子の非特異的な相互作用を効果的に抑制する特性（生体親和性）を有するポリマー鎖が利用される．ミセルのコアには，抗がん剤など，疎水性薬剤を安定に内包させることができる．

一方，親水性のシェルによって薬剤のタンパク質などによる分解などを抑制しつつ，体内における分布状態を変更することにも寄与している．さらに，高濃度で抗がん剤を担持しても水溶性を維持することができる．

一般に，抗体や水溶性ポリマーに薬剤を結合させたドラッグデリバリーシステム（DDS）では，水溶性を維持するために薬剤導入率を上げることは困難である．分子集合体からなるリポソームを用いた製剤では，封入可能な薬剤に構造や溶解性により制限があり，また，容易にリポソーム構造が破壊されるために薬剤の放出特性を制御することができない．この点において，ポリマーミセルでは，ミセルコアを構成するポリマー側鎖の分子設計，化学修飾により，ポリマーと薬剤の親和性をたくみに制御できる．そのために，比較的幅広い種類の薬剤を内包でき，その放出挙動も任意に制御可能である．

体内に投与された DDS は，血流を介して標的であるがん組織に送達されるために，DDS 担体の血中滞留時間を十分に長く維持することが重要である．通常の低分子薬剤は，腎糸球体による濾過排泄を受けるために，投与後血中より，すみやかに消失する．腎糸球体による排泄のしきい値である 4 nm 以上の DDS 担体は，この排泄を免れることができる．また，DDS 担体がタンパク質と非特異的に相互作用すると，補体系の活性化などを経て細網内皮系（RES）

5.2 相分離構造を基盤とするポリマーミセルと高機能生理活性分子送達システム

による認識を受けるために，血中から除去される．また，表面電荷を有するDDSは，貪食細胞であるマクロファージによる認識を受け捕捉される．さらに，ポリマーミセルは，天然のウイルスに類似した数十 nm の粒径を有しているために，血流中で異物として認識されにくいものと考えられており，これらの効果によって，血流中を長期にわたり滞留することができる．

固形がん組織では，血管内皮増殖因子（vascular endothelial growth factor：VEGF）などの過剰発現によって，正常組織とは異なる未分化な血管網を構築しており，血管壁の透過性が顕著に亢進している．また，腫瘍では，組織から高分子量物質を運び出すための経路であるリンパ系が未発達である．したがって，これらの効果によって，腫瘍組織はポリマーが集積しやすい環境となっている．この効果は，前田，松村らによって見いだされ，enhanced permeability and retention（EPR）効果といわれる（図 5.5）[14]．現在では，固形がん組織を標的としたDDSの基本原理となっている．これを利用して，薬剤の性質を考えながらミセルを構成するポリマーを分子設計することで，効果的な治療を実現するポリマーミセルが構築できる．

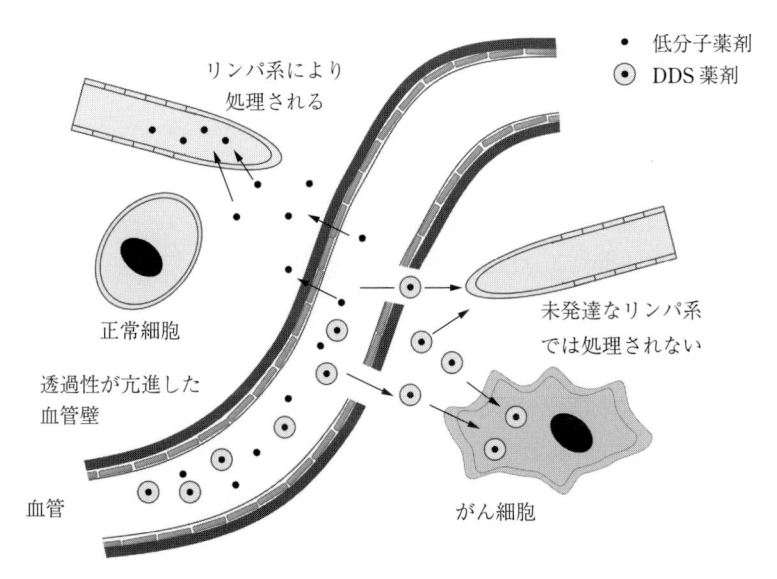

図 5.5　EPR 効果によるがん組織への薬剤の集積

5.2.2 PEG-疎水性ポリマーブロック共重合体からの自己組織体形成

さまざまな親水性ポリマー鎖と疎水性ポリマー鎖からなる水溶性ブロック共重合体が合成され、その自己組織化について研究がなされている。例えば、ポリエチレングリコール（PEG）とポリプロピレングリコール（PPG）からなる、ABあるいはABA型ブロック共重合体（poly(PEG-block-PPG)あるいはpoly(PEG-block-PPG-block-PEG)）は、1970年代からその自己組織化に関する研究が始められた。これらのブロック共重合体は、臨界ミセル濃度（CMC）以上、臨界ミセル温度（CMT）以上では、ポリマーミセルを形成することがよく知られている。

CMCはブロック共重合体組成に依存するが、数十mg/Lである。温度依存性については、ブロック共重合体の自己組織化が吸熱性であり、疎水性ポリマー鎖に結合する溶媒分子が解放されることによるエントロピーの増加が、組織化の駆動力であることが示された。また、これらの自己組織体が、コア・シェル構造を有していることも確認されている。PEGとPStからのブロック共重合体（poly(PEG-block-PSt)）も、poly(PEG-block-PPG)などと同様に盛んに物理化学的特性が検討された。このブロック共重合体の興味深い特性は、時間オーダーにもなるきわめて小さなポリマー鎖交換反応速度である。低分子化合物のミセルの分子交換反応が秒オーダーで生起することを考えると、ポリマーミセルにおけるポリマー鎖交換は、きわめて遅いことが示された。この特性は、ポリマーミセルの安定性が高いことを示しており、薬剤キャリヤーとして利用する場合に非常に重要なものである[11]。

5.2.3 薬剤キャリヤーとしてのブロック共重合体ミセルの設計

東京大学の片岡らは、ウイルスの構造がポリマーミセルに類似することに着眼し、ポリマーミセルのコアを薬剤リザーバー、シェルを保護層として機能させることを考案した。自然界の核酸キャリヤーであるウイルスは高分子集合体である。ウイルスは、カチオン性化合物であるスペルミンやスペルミジンとの複合体形成によって凝縮した形態となったDNAのまわりを覆うようにカプシ

5.2 相分離構造を基盤とするポリマーミセルと高機能生理活性分子送達システム

ドタンパク質が存在し，その一部から，目的部位を認識するリガンド分子が表層へ提示されている[11)～13)]．すなわち，タンパク質と核酸の複合構造をとっている．この高次構造を具現化するために，PEGとポリアスパラギン酸（P(Asp)）からなるブロック共重合体 poly(PEG-block-P(Asp)) の P(Asp) 側鎖へ，疎水性抗がん剤であるドキソルビシン（DOX）が共有結合で導入された（図 5.6）．

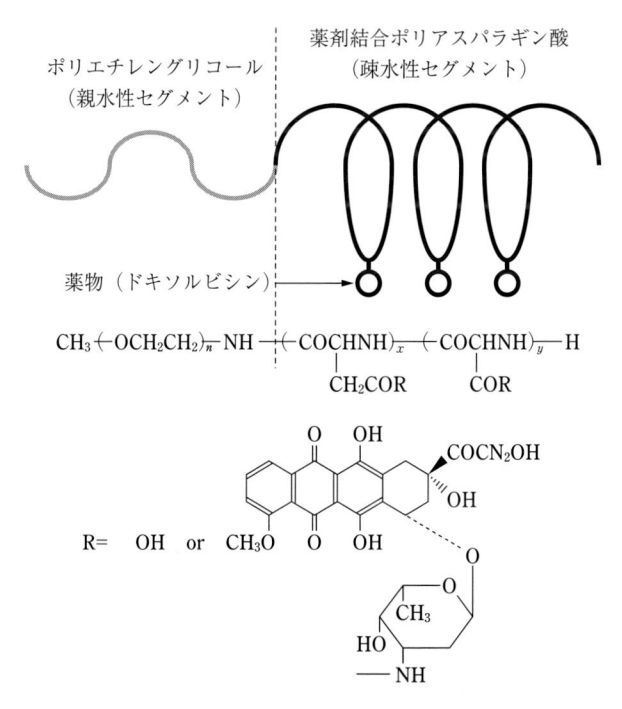

図 5.6 ドキソルビシン結合 poly(PEG-block-P(Asp))

また，ポリマーミセルのコアにも物理的に DOX が含有された．このポリマーミセルは，動物実験において，血中滞留時間の顕著な延長と固形がん組織への高い集積性を示し，その結果として，固形がん組織の完全な消失が達成された．このポリマーミセルの薬効の発現には，物理的に担持された DOX がおもに寄与していることが確認されている．このシステムについては，現在，す

でに臨床試験が国立がんセンターにおいて進められている。ポリマーミセルは，安全性において優れたDDSであることが明らかとなってきている。

一般的に，抗体医薬やリポソーム製剤を体内に投与した場合，生体反応の一つであるinfusion-related reaction（注入反応，点滴反応）を発生し，炎症が起こる。そこで，これらの薬剤を投与する前には，抗ヒスタミン薬や抗炎症剤の投与が必要である。しかしながらポリマーミセル製剤は，そのような生体反応を惹起しないことが示された。また，DOXのPEG修飾リポソーム製剤に比較しても，副作用の低減が顕著であることが明らかとなった。

これらの結果は，ポリマーミセルが無毒で，生体に作用しないポリマー鎖により表面が覆われていることに起因するものと考えられている。また，ポリマーミセルは，体内においてゆっくりと構成成分であるブロック共重合体へと解離し，ブロック共重合体は腎糸球体より排泄されるために，長期にわたり蓄積しないと考えられている。この点は，安全性面における大きな利点である。

一方，前述のようにポリマーミセルは，コアを構成するポリマーの化学構造によって薬剤の放出特性を制御することが可能であるが，これは，さまざまな薬剤に対して対応できるということで，実際の薬剤治療において非常に重要な特性である。このように，ポリマーミセルは，薬剤放出性と組織浸透性を備えたDDSであり，EPR効果によって固形がん組織に対しても十分に浸透，薬剤が集積したあとに，高い抗がん活性を発現することが明らかにされた。

5.2.4　コアを機能化したポリマーミセル

環境応答機能を付与したポリマーミセルも開発されている[15]。DDSにおいては，薬剤を必要な場所で，必要なときに，必要な量を機能させることが重要である。前項で述べたように，ポリマーミセルは，固形がん組織に対して十分な効果を示したが，より効果的な薬効発現を考えた場合，腫瘍組織の細胞内でのみ選択的に薬剤放出することが重要であると考えられる。そこで，細胞へエンドサイトーシスによって取り込まれる際に，エンドソーム内pHが低いことに応答して薬剤放出するポリマーミセルが設計された（図**5.7**）。

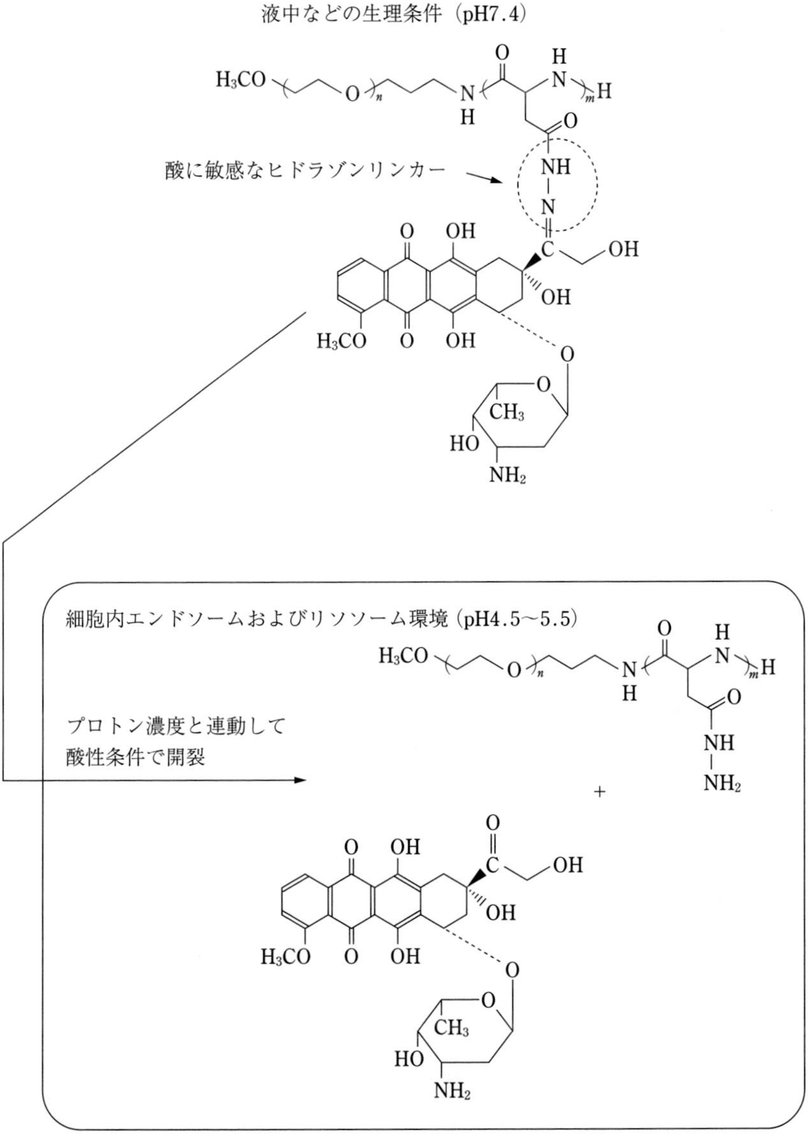

5.2 相分離構造を基盤とするポリマーミセルと高機能生理活性分子送達システム

液中などの生理条件（pH7.4）

酸に敏感なヒドラゾンリンカー

細胞内エンドソームおよびリソソーム環境（pH4.5〜5.5）

プロトン濃度と連動して
酸性条件で開裂

図 5.7 細胞内環境で応答するポリマーミセルの設計

poly(PEG-block-P(Asp))へヒドラジド基を導入し，そこにDOXを酸開裂型の結合で導入することによって，親・疎水型ブロック共重合体となる。このブロック共重合体は，ポリマーミセルを形成するが，pHが低下すると，DOXとポリマー鎖の間の結合が開裂し，DOXが放出される。pHに応答した薬剤放出挙動は，培養細胞系においても明らかにされている。さらに，実験動物においても，従来のDOX担持ポリマーミセルと同様に良好な結果が確認されている。

5.2.5 シェルに特異反応をするパイロット分子を結合させたポリマーミセル

poly(PEG-block-P(Asp))ミセルは，EPR効果によって固形がん組織へ集積されるが，これは受動的なターゲティングである。そこで，能動的なターゲティングを行うことで，より高い集積性あるいはEPR効果が期待できない疾患などへの適用が可能になると期待できる。この目的のためには，標的部位（細胞）を認識する機能を，ポリマーミセルに導入する必要がある。片岡らは，ポリマーミセルを形成するブロック共重合体のシェル構成連鎖の末端に，反応性官能基への変換が容易なアセタール基を有するPEGとポリラクチドのブロック共重合体の合成法を確立し，ミセル表層へ提示されるリガンド分子の効果を確認した[16]。例えば，ラクトースを導入したとき，ラクトース結合能を有しているRCA-1レクチンとの選択的結合能が，ミセル表層においても維持されることを明らかにしている。

5.3 ポリイオンコンプレックスを基盤とした自己組織体形成

5.3.1 ポリイオンコンプレックスミセルを構築するポリマーの分子設計

ミセル形成の原理は，凝集の駆動力を水中で発現するさまざまな他の分子間相互作用にも適用可能であると考え，その一つである静電相互作用を形成駆動力とした新しいタイプのポリマーミセルが調製された[17]。反対荷電を有する高分子電解質どうしを水中で混合すると，不溶性の複合体（ポリイオンコンプ

レックス（polyion complex：PIC））が生成する。そこで，高分子電解質と親水性ポリマー鎖を結合したブロック共重合体を合成することで，反対荷電を有するブロック共重合体を混合すると，沈殿することなく組織体が形成されると考えられた。PEG とカチオン性であるポリリシン（P(Lys)）からなるブロック共重合体（poly(PEG-block-P(Lys)) と poly(PEG-block-P(Asp))）を，電荷を中和するように混合することによって，P(Lys) と P(Asp) から形成される PIC のまわりを PEG 鎖が覆ったコア・シェル構造を有するポリマーミセルが形成された（図 5.8）。

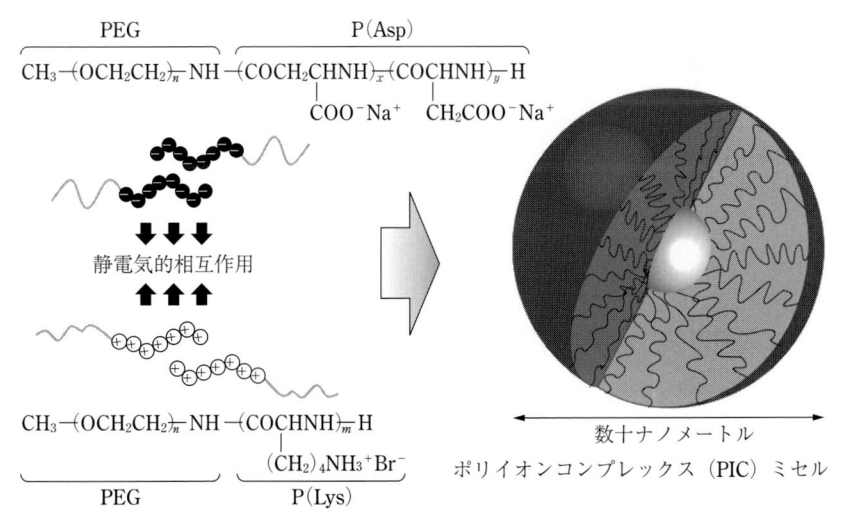

図 5.8 ポリイオンコンプレックス（PIC）ミセルの設計概念

この PIC ミセルは，形成時に，明確な相分離構造を有するポリマーミセルを形成することに起因すると考えられる，イオン性連鎖の鎖長認識現象が生じることが確認されている[18]。

コアとシェルの間の界面エネルギーを下げるためには，ミセルの会合数を増加させ，コア/シェル界面の表面積をなるべく小さくしたほうが熱力学的には有利と考えられる。ところが，反対に会合数の上昇はコア半径の増加をもたらす。このような状況において，コアにおけるポリマー鎖密度を一定に保つに

は，コアを構成するブロック共重合体連鎖は，必然的に伸長した分子形態をとらざるを得ない。その結果，コア構成連鎖の立体配座エントロピーは低下することになり，熱力学的に不利な状況となる。さらに，会合数の上昇に伴う相対的なコア/シェル界面の表面積低下の結果，シェルを構成する自由末端鎖1本が占めるコア/シェル界面での面積が小さくなり，ポリマー鎖はより混み合うこととなる。したがって，シェルの自由末端鎖は，たがいの立体反発を避けるために伸長した分子形態をとることとなり，エントロピーを低下させる要因となる。したがって，PIC ミセルの会合数，すなわちサイズは，界面エネルギーの低下と立体配座エントロピーの低下という二律背反の要因がバランスし，系全体の自由エネルギーが最小となるように決定される。PIC ミセルは，反対荷電を有するブロック共重合体間だけでなく，イオン性連鎖を有するブロック共重合体に対して反対荷電を有するビニルポリマー，界面活性剤，酵素との間でも形成されることが示されている。

5.3.2　遺伝子ベクターとしてのポリイオンコンプレックスミセル

プラスミド DNA やアンチセンス DNA は，現在，遺伝子治療との関連で大きな関心を呼んでいる。遺伝子の細胞内への導入においては，レトロウイルスなどが遺伝子ベクターとして用いられているが，ウイルスを使用する場合には，導入する DNA のサイズの制限や抗原性などの問題が指摘されている。米国においては，アデノウイルスをベクターとして用いた遺伝子治療において死亡事故が発生するなど，今後の遺伝子治療の普及にとって大きな問題も明らかとなってきている。したがって，遺伝子治療を確実にするならば，ウイルスベクターのみに頼るのではなく，安全性や機能性に優れた非ウイルス型ベクターの開発が不可欠である。

非ウイルス型遺伝子ベクターの開発では，DNA がポリアニオンであることを利用して，カチオン性の脂質やポリマーと静電相互作用によりコンプレックス形成を行わせるものが主流である（図 5.9）。しかしながら，これらの系は *in vitro* においては優れた遺伝子発現効果を発揮するものの，*in vivo* において

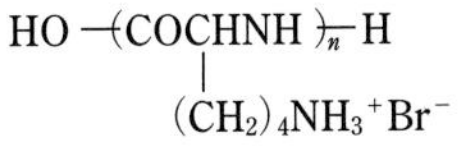

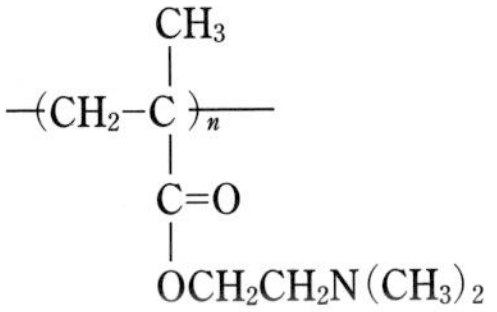

5.3 ポリイオンコンプレックスを基盤とした自己組織体形成

HO—(COCHNH)ₙ—H
  |
  (CH₂)₄NH₃⁺Br⁻

ポリリジン (PLL)

—(CH₂—C)ₙ—
    |
    CH₃
    |
    C=O
    |
    OCH₂CH₂N(CH₃)₂

ポリ (N,N-ジメチルアミノエチルメタクリレート)

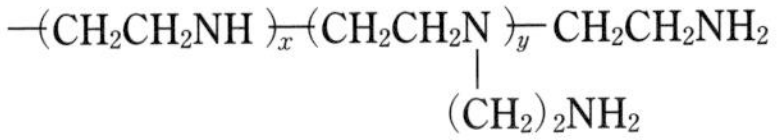

—(CH₂CH₂NH)ₓ—(CH₂CH₂N)ᵧ—CH₂CH₂NH₂
                |
                (CH₂)₂NH₂

ポリエチレンイミン (PEI)

図5.9 遺伝子ベクターに用いられるカチオン性ポリマー

実用可能なシステムは報告されていないのが現状である．カチオン性の脂質やポリマーとDNAのコンプレックスは，電荷を中和するよう調製した場合には溶解性が低下し，大きな凝集体あるいは沈殿を形成してしまうため，*in vivo*のみならず*in vitro*においても取扱いが困難である．そのため，コンプレックスの水溶性を向上させるために，カチオン性の脂質やポリマーをDNAに対して過剰に加えることにより，電荷のバランスをずらしたコンプレックスが調製されている．

このような非量論的コンプレックスは，水溶性は向上するものの，ゼータ電位が正であるため生体内に投与した場合には，非特異的な分布を示すために，*in vivo*遺伝子治療に用いることは困難である．PICミセルは，これらの問題を克服するベクターとなる可能性を有していると考えられた[19), 20)]．

PICミセル型遺伝子ベクターに用いるブロック共重合体としてpoly(PEG-block-PLL)が検討された．カチオン性連鎖として選択したP(Lys)は，それ自身，DNAとのコンプレックス形成が詳細に調べられている．また，他のカチオン性ポリマーに比べて安定なコンプレックスを形成することが知られている．poly(PEG-block-PLL)とコンプレックスを形成することによって，遺伝子導入効率（発光量に対応）の飛躍的向上が確認された（**図5.10**）．これは，コンプレックス形成に基づくDNAの二重らせん構造の熱的安定性向上や，核

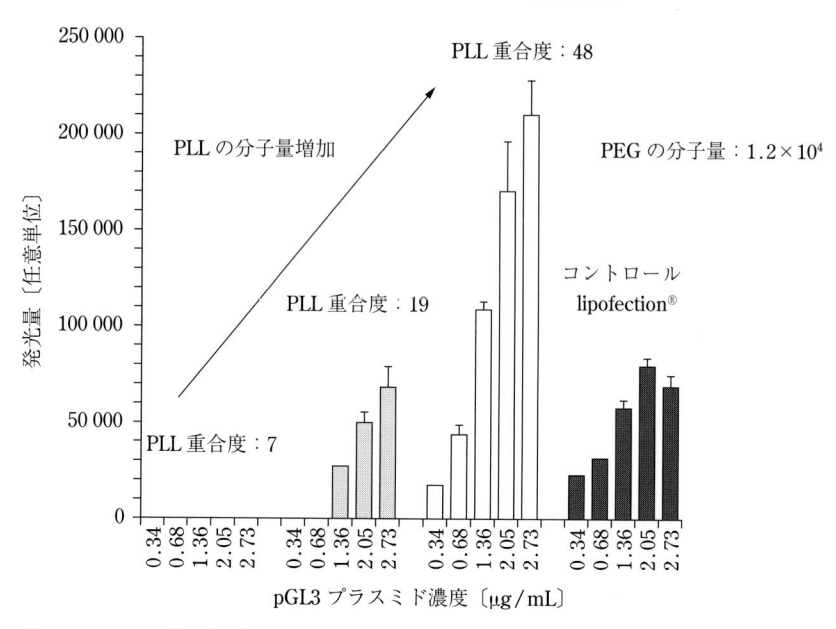

5. ポリマーの相分離を利用した空間的機能発現

[グラフ: pGL3 プラスミド濃度〔µg/mL〕に対する発光量〔任意単位〕。PLL の分子量増加に伴い発光量が増加。PLL 重合度：7、19、48、およびコントロール lipofection®。PEG の分子量：1.2×10^4]

図 5.10 DNA を内包する poly(PEG-block-PLL)。ミセルによる 293 細胞へのルシフェラーゼ遺伝子の導入（市販遺伝子導入薬である lipofection®との比較）

酸分解酵素（DNase I）に対する耐性の増加に起因しているとされた。

遺伝子治療においては，DNA の血流中での安定性が著しく低いため，いかにして安定化させるかという問題がある．しかし，一方においては，最終的に機能発現するには，ベクターから放出されなければならないと，二律背反の問題を解決することが要求される．

そこで，細胞内の環境に対応して PIC ミセルが解離するという分子設計が行われた．これは，ミセルを形成するポリマー鎖間をジスルフィド（S-S）結合により架橋するものである．チオール基を有するペプチドであるグルタチオンの濃度は，細胞外（10 µM）に比べて細胞内（3 mM）が著しく高いことが知られている．したがって，コアに S-S 結合による架橋を施した PIC ミセルは，血流中ではその安定性を保つ一方で，細胞内に取り込まれたあとには，高グルタチオン濃度下での選択的 S-S 結合開裂に伴い，内包 DNA を放出する環境応答機能を発現することが期待される．事実，このように分子設計された

5.3 ポリイオンコンプレックスを基盤とした自己組織体形成

S-S結合による架橋導入 poly(PEG-block-PLL) ミセルは，細胞内に相当するグルタチオン濃度下において，内包したアンチセンス DNA (20 mer) を外部に放出することが確認され，新たな環境応答型 DNA ベクターとしての機能が期待されている（**図 5.11**）[21]。また，この S-S 結合による架橋を利用したベクターは，アンチセンス DNA だけでなく，プラスミド DNA の細胞内デリバリーについても有効であることが確認されている．

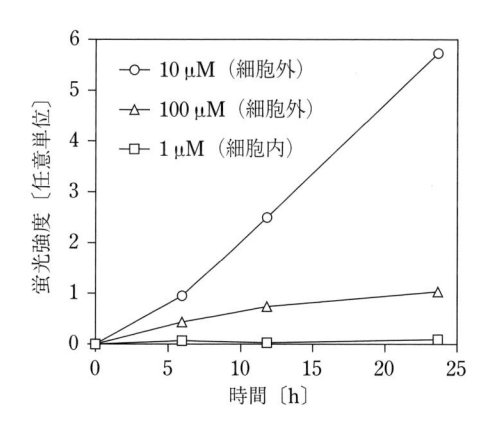

図 5.11 細胞内外相当のグルタチオン濃度において PIC ミセルから放出されるアンチセンス DNA 量（アガロースゲル電気泳動により定量）

ウイルスの構造的特徴に啓発されたポリマーの分子設計とマテリアルのシステム化（人工ウイルス）から始まって，その生体環境での動態を制御する方法論の確立，さらには細胞内での挙動を定量的かつ経時的に計測する新規分析技術の開発など，さらなる研究が待たれている．

遺伝子キャリヤーが必要な分野は，実際の治療のみならず，細胞内に特定の遺伝子を導入することが求められる iPS 細胞の製造なども考えられる．現在は，遺伝子の導入効率や発現効率の観点からウィルスベクターが使用されている．将来，安全性を担保するためにも，高い効率の人工遺伝子ベクターが強く求められる．

6 人工細胞膜表面構造の
ポリマーバイオマテリアル

　細胞膜は，リン脂質分子の構成する二分子膜にタンパク質や糖脂質が組み込まれた構造をもつ。これらはたがいに協同的に作用して生命を維持している。この構造に着目した生体親和性の発現が考案された。まさに，人工細胞膜と考えられるポリマーが生み出されている。本章では，細胞膜表面の構造，特徴から発想された分子設計と，得られたポリマーから考察され，表面の水の構造制御にまで到達した新しいマテリアル設計概念について解説する。

6.1　細胞膜表面構造の特殊性とマテリアル設計

6.1.1　細胞膜の構造

　細胞膜の構造として提案されているモデルはいくつかあるが，現在では，1972 年に Singer と Nicolson によって示された流動モザイクモデルが基本となっている（図 6.1）[1]。これは，リン脂質分子の集合体からなる二分子膜に，膜タンパク質や糖脂質が埋め込まれており，これらが膜流動性に伴って膜表面

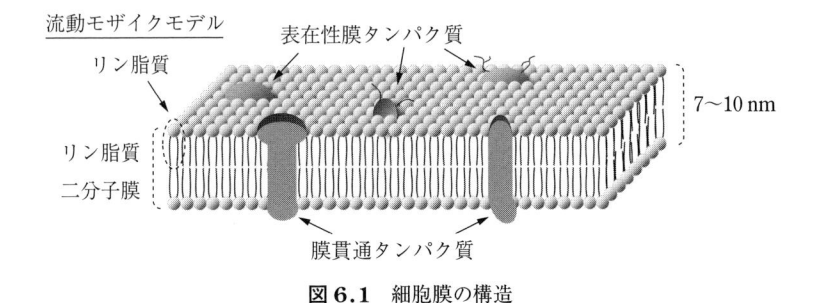

図 6.1　細胞膜の構造

6.1 細胞膜表面構造の特殊性とマテリアル設計

を自由に拡散できる構造を示している。細胞膜表面では細胞の活動に必要な情報分子の認識を行い，これにより膜タンパク質のドメイン形成や構造変化などで情報の取り込み，伝達が行われている[2]。すなわち，細胞外からくる情報分子は，膜タンパク質あるいは糖脂質などのレセプター分子に選択的に補捉されることが原則である。リン脂質二分子膜は，これらのレセプター分子を一定の空間に維持し，ときにはレセプター分子の動きを制御するためのマトリックスとして働いており，これ自体には分子に対する反応性はないと考えられる。さらに興味深いことには，リン脂質二分子膜の細胞外水相面と細胞内水相面とでは，リン脂質分子の種類が異なるという，異方性を有する点である。細胞内水相面では，ホルホリルエタノールアミン（PE）基やホスホリルセリン（PS）基といった弱酸性のリン脂質極性基を有するリン脂質分子が大半を占めている。一方で細胞外水相面では，電気的に中性のホスホリルコリン（PC）基を有するリン脂質分子が約 80 %を占めている（図 6.2）[3]。このことは，PC 基が細胞外からくる情報分子をタンパク質や糖脂質により選択的な認識を誘導する重要な役割を担っていると考えられる。

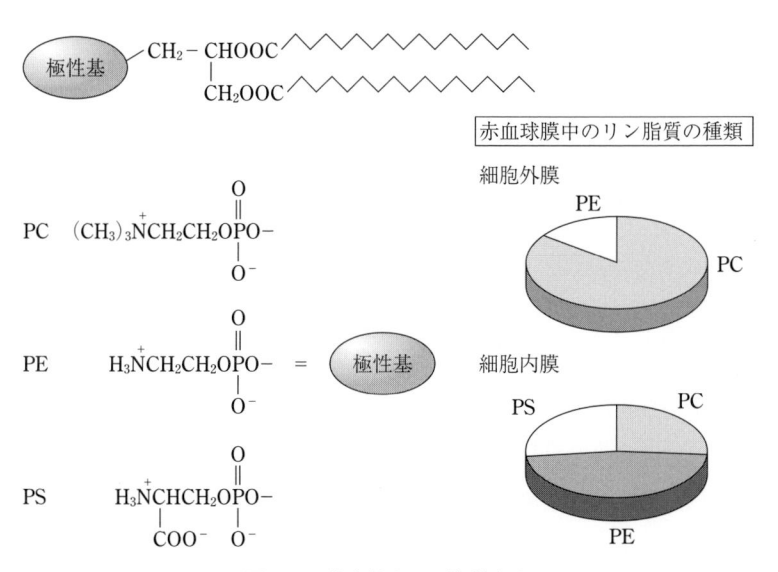

図 6.2 代表的なリン脂質分子

PC基を有するリン脂質組織体の応用として，レシチンを主成分とするリポソームやリピッドミクロスフィアーによるDDSに関する研究が精力的に行われている[4]。PC基をもつリン脂質が主成分である卵黄レシチンから調製されたリポソームは，血液中に入れても血液細胞に与える影響が小さいことが知られている。これらのことをバイオマテリアルの見地から解釈すると，リン脂質極性基，特にPC基が集合した構造が材料表面に形成されれば，優れた生体親和性が獲得できると考えられる[5]~[7]。

6.1.2 人工細胞膜の生体親和性

脂質を吸着させた，いわゆる人工細胞膜表面に対する血液適合性の評価は，英国のHall, Chapmanらによる全血凝固時間の測定により行われている[8]。これはThromboelastograph (THG) を利用した研究で，小さなキュベットの中に血液を入れて，この血液が凝固し始めるとトルクがピストンに伝達され，ピストンが振動するようになっている。キュベットおよびピストンの表面にジパルミトイルホスファチジルコリン (DPPC) を被覆すると，被覆しない場合に比較して振幅の現れる時間が著しく遅延し，かつ振幅も小さくなることが見いだされた。

一方，酸性リン脂質のジパルミトイルホスファチジルセリン (DPPS) を被覆した場合には，大きな振幅が観察された。これは，血液凝固が進行していることを示している。また，直鎖状炭化水素で被覆した場合は未被覆のときと変わらないこと，さらに，血液中にDPPCリポソームを添加しても振幅にまったく違いが認められないことから，キュベットおよびピストン上に吸着したDPPCが血液凝固の抑制に有効であると考えられた。すなわち，リン脂質極性基の電荷が中性であるPC基が，抗凝固活性発現に重要な役割を果たすと考えられる。この考え方を支持する研究がいくつかなされている。

赤池らは，リン脂質吸着高分子表面に対する血小板の粘着・活性化に注目して生体適合性を検討した[9]。ガラスビーズに被覆した架橋PDMSをテフロン製カラムに充てんし，リン脂質リポソーム溶液を接触させ吸着層を形成し，つい

6.1 細胞膜表面構造の特殊性とマテリアル設計

でラット血小板浮遊液をカラムに通すことにより，粘着する血小板の量および機能が評価された．血小板は血液凝固反応に重要な役割を果たす血液細胞である．この血小板の粘着性，粘着した血小板の形態観察は，マテリアルの初期抗血栓性を評価する際に利用されている．

リン脂質の吸着した表面は，優れた血小板粘着・活性化の抑制効果を示すことが見いだされた．特に，脂質極性基の電荷に注目してみると，正および負に電荷が偏っている場合に比較して，分子内でイオン対を形成し全体として中性分子であるDPPCの場合が良好であった．これはHallらの結果に一致する事実である．

今西らにより，リン脂質分子の疎水性アルキル基部分の鎖長を変化させた場合の，リン脂質吸着層のゲル・液晶転移が血小板粘着に与える影響について検討された[10]．体温（37℃）において，ゲル状態のDPPCよりも液晶状態のジミリストイルホスファチジルコリン（DMPC）を吸着させた表面では，より血小板の粘着を抑制する傾向があり，これは表面の流動性に起因すると考えられた．この考察はDMPCにコレステロールを添加し膜の流動性を低下させると，血小板粘着量が増加するという結果からも支持され，細胞膜構造の流動性と血小板粘着の強い相関が示唆されている．

6.1.3 人工細胞膜表面をもつポリマー

リン脂質分子の膜構造の安定化は，リン脂質分子の非共有結合型分子集合体である二分子膜構造が，興味深い機能を発現するにもかかわらず，その機械的強度が著しく低いことを改善する目的で研究されてきた（図6.3）[11]．特にドラッグキャリヤーとしてのリン脂質リポソームの安定性を増大させるために，疎水性の長鎖アルキル基部分に重合可能な二重結合を導入し，これを用いてリポソームを形成させたあとに光や熱により重合することが検討されている．天然のリン脂質分子が，アルキル鎖中に付加重合が可能なジエン構造やアセチレン構造を含むために，これらを重合して高分子量体とし，全体を安定化することもなされている．しかしながら，通常のラジカル付加反応などでは十分に重

6. 人工細胞膜表面構造のポリマーバイオマテリアル

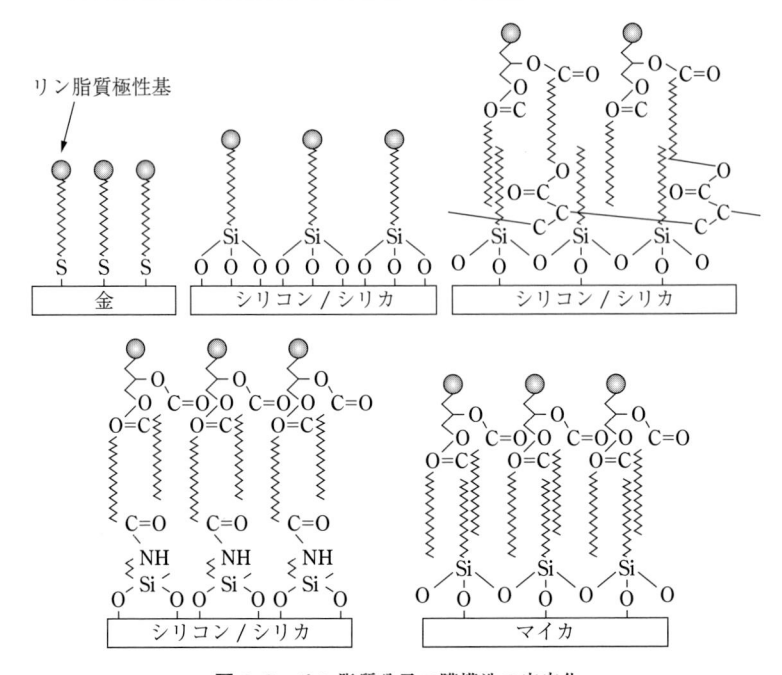

図6.3 リン脂質分子の膜構造の安定化

合が進行しない．また，重合することによるリン脂質膜の流動性の低下などにより，この試みは必ずしも成功しているとはいえない．

1970年代後半から，ビニルモノマーにリン脂質極性基を導入した新しい重合性リン脂質の合成，重合性および機能について研究がなされてきた[12]．なかでも，リン脂質極性基として PC 基を有するモノマーは，人工細胞膜表面構造を構築するポリマーの原料として注目された．ラジカル付加重合による重合特性，共重合によるマテリアル設計のしやすさなどとともに，ポリマーの生体環境下での安定性を考慮して分子設計がなされた．その結果，重合性基としてはメタクル酸エステルが選定され，PC 基との間をわずかメチレン基2個で結合した，きわめて単純な構造を有するモノマー，2-メタクリロイルオキシエチルホスホリルコリン（MPC）が合成された（**図6.4**）[13]．

MPC の合成に関連してはいくつかの合成ルートが報告されているが，中間生成物の安定性や最終目的物である MPC の精製に問題があり，いずれも純度

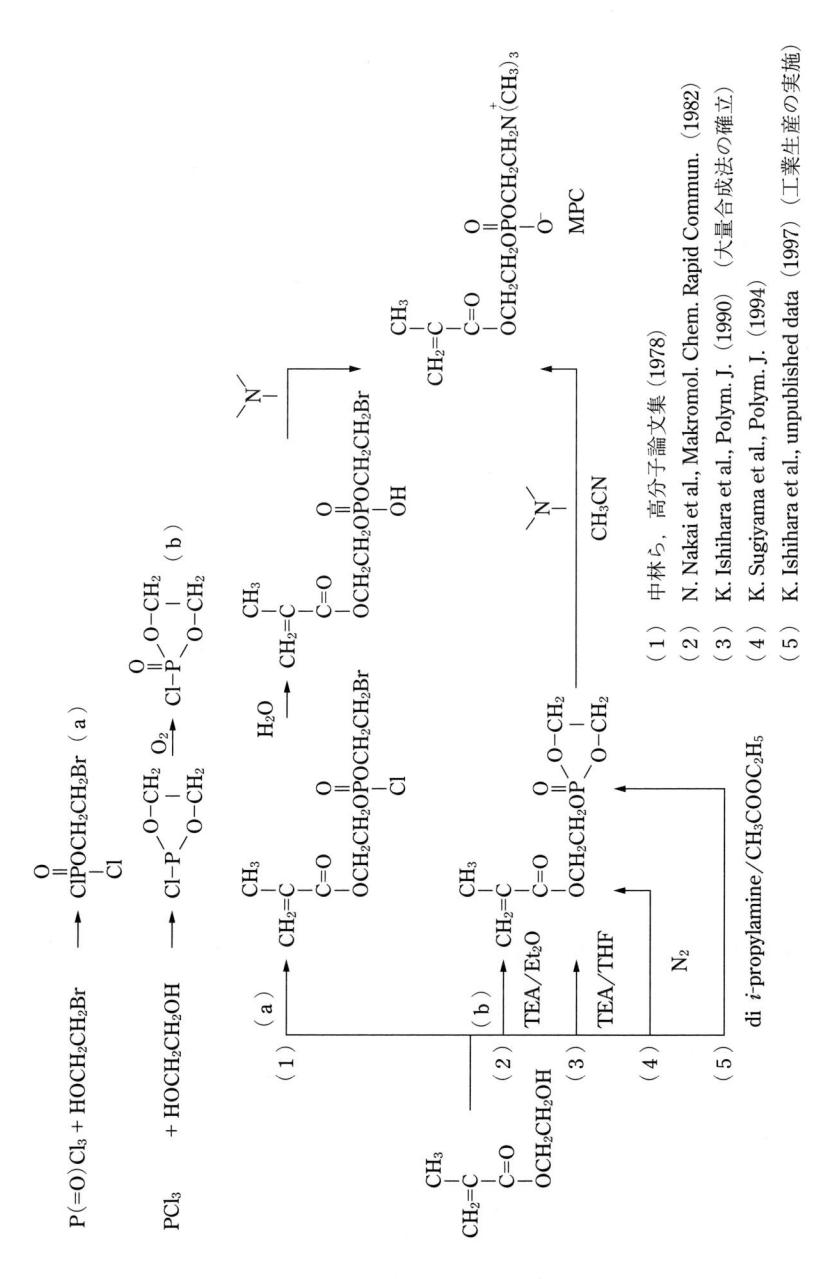

6.1 細胞膜表面構造の特殊性とマテリアル設計

(1) P(=O)Cl₃ + HOCH₂CH₂Br ⟶ ClPOCH₂CH₂Br (a)

(2) PCl₃ + HOCH₂CH₂OH ⟶ Cl-P(O-CH₂/O-CH₂) —O₂→ Cl-P(=O)(O-CH₂/O-CH₂) (b)

(a) + CH₂=C(CH₃)-C(=O)-OCH₂CH₂OH, TEA/Et₂O ⟶ CH₂=C(CH₃)-C(=O)-OCH₂CH₂OPOCH₂CH₂Br (Cl) —H₂O→ CH₂=C(CH₃)-C(=O)-OCH₂CH₂OPOCH₂CH₂Br (OH)

(b) + CH₂=C(CH₃)-C(=O)-OCH₂CH₂OH, TEA/THF, N₂ ⟶ CH₂=C(CH₃)-C(=O)-OCH₂CH₂OP(O-CH₂/O-CH₂)

di i-propylamine/CH₃COOC₂H₅

CH₃CN, N(CH₃)₃ ⟶ CH₂=C(CH₃)-C(=O)-OCH₂CH₂OPOCH₂CH₂N⁺(CH₃)₃ (O⁻) **MPC**

(1) 中林ら, 高分子論文集 (1978)
(2) N. Nakai et al., Makromol. Chem. Rapid Commun. (1982)
(3) K. Ishihara et al., Polym. J. (1990) (大量合成法の確立)
(4) K. Sugiyama et al., Polym. J. (1994)
(5) K. Ishihara et al., unpublished data (1997) (工業生産の実施)

図 6.4 MPC の合成ルート

や収率に大きな問題が残されていた。したがって MPC を 1 成分とするポリマーの初期の研究では，その機能が正当に評価されていなかった。

1987 年に東京医科歯科大学に在籍していた石原は，生体親和性ポリマーの創製を目指すなかで MPC の合成ルートを見直し，完全な脱水系反応を連続することでこれらの問題解決を行った。その結果，純度 98.5 % 以上，収率 80 % 以上の合成反応条件が確立された[14]。さらに，1990 年代後半には中間生成物の純度を向上させ，より工程を簡便にすることに成功し，これを 1999 年工業化に結実させた。その過程において，さまざまな構造を有する MPC ポリマー群が合成され，ポリマーの特性，基材に対する表面修飾法の確立，これらの表面における生体親和性などが明らかにされた。さらに，MPC ポリマーのバイオマテリアルとしての高い機能が明らかになるとともに，MPC ポリマーの独特の特徴が見いだされるようになり，関連する研究も含めて世界中で新しいポリマー研究の流れが生まれている[15),16)]。最近，進歩が著しいリビングラジカル重合も適用できるために，分子量の制御，分子量分布の小さな MPC ポリマーの合成も報告されている。

6.1.4 人工細胞膜表面での生体反応制御

血液が材料表面で凝固する過程には，複数の経路が存在する。特に血栓形成に重要な役割をする血小板を中心に，材料との相互作用が報告されている。この評価法としては，操作性と再現性の観点からミクロスフィアーカラム法が利用されている[17)]。これはポリマーを被覆した直径 250～600 μm のガラスあるいはアクリルビーズをポリ塩化ビニル製のチューブに充てんし，これに新鮮血より調製した血小板多血漿を，シリンジポンプを用いて一定流速で通過させ，流出してくる血小板数を計測するという方法である（図 6.5）。

ここで P_0 はカラムに注入した PRP 中の血小板の濃度，P はカラムから流出した PRP 中の血小板の濃度とすると，P/P_0 は流出率を示す。この値の大きいポリマー表面では，血小板との相互作用が弱いということになる。ポリ（n-ブチルメタクリレート）（poly(BMA)）を被覆したビーズを用いた場合，流出

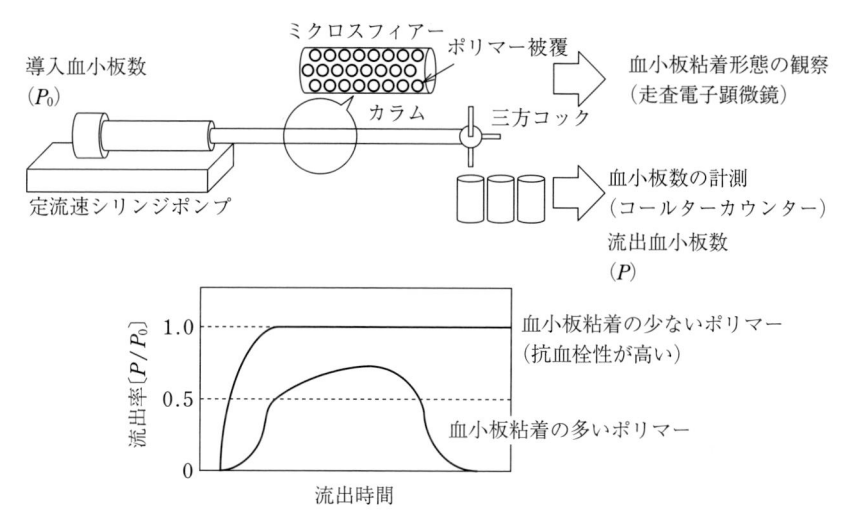

6.1 細胞膜表面構造の特殊性とマテリアル設計

図6.5 ミクロスフィアーカラム法による血小板粘着性の評価

率が0.7程度になったあと，流出率の低下が認められ，最終的にカラムからの血小板がまったく流出しなくなることが見いだされた[18]。これは，カラム内部で血小板が粘着していることを示している。

親水性のpoly(HEMA)を被覆した場合も同様な結果が得られている。しかしながら，poly(MPC-random-BMA)を被覆したビーズを用いた場合には，流出率が0.8以上の大きな値となり，また，流出率が低下し始める時間の大幅な延長が認められた。この傾向はMPCユニット組成が増加するにつれて顕著になっていた。特にMPCユニットモル分率が0.32の共重合体においては血小板の流出率が1.0となり，流出率の低下も見られなかった。すなわち，MPCポリマーにおいて，MPCユニットが血小板の粘着を効果的に抑制していることが明らかにされた。

血小板と接触したあとのビーズ表面の状態が走査型電子顕微鏡(SEM)により観察された。poly(BMA)表面では血小板が粘着し，活性化した結果，フィブリンが生成し，ビーズ表面全体を覆っていることが認められた。これは，血栓形成の初期段階である。一方，poly(MPC-random-BMA)表面には血小板の粘着がほとんど見られず，粘着している血小板の形態変化も認められ

なかった。また，フィブリンの生成はまったく認められず，血栓形成が起きていないことが明らかにされた。

材料表面と接触した血小板の機能変化についての検討もされている。血小板の機能として凝集物質に対する応答性に着目して，材料表面に一定時間接触した血小板と PRP 中の血小板とが比較された。その結果，材料との接触時間が長くなることによる血小板凝集能の低下は MPC 共重合体では小さく，凝集能はほぼ PRP に匹敵していることが見いだされた。しかしながら poly（BMA），poly（HEMA）およびセルロース膜に接触した血小板の凝集能は PRP の約 30% にまで低下していた。また，血小板の活性化の程度を示す細胞質内のカルシウムイオンの濃度変化について，蛍光プローブを利用して観察された（図 6.6）。その結果，MPC ポリマー表面に接触した血小板は，他のポリマーに比較してカルシウムイオン濃度の増加が認められないことが明らかにされた。このことは血小板の活性化が誘起されていないことを示している[19]。

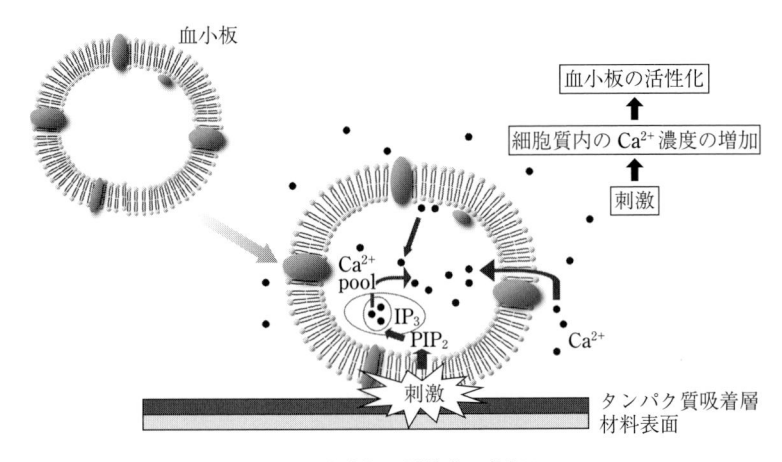

図 6.6 血小板の活性化の仕組み

血小板系のみでなく，同様に全血を使用して *in vitro* での抗血栓性の評価も行われた。抗凝血剤を使用しないで採取したヒト全血が，ポリマー被覆ビーズを充てんしたカラムに導入された。血液が材料と接触している時間を 15 分間としたとき，リンス後の poly（BMA）のカラムを見ると，カラム内が赤く着色

していたが，MPC ポリマーの場合にはまったく着色しないことが明らかとなった。ビーズ表面を SEM により観察すると，poly(BMA) 表面にはフィブリンが析出し，多数の赤血球が粘着して血栓になっていることが見いだされた。一方，poly(MPC-random-BMA) の表面には，ほとんど細胞成分の粘着は認められなかった[20]（図 6.7）。

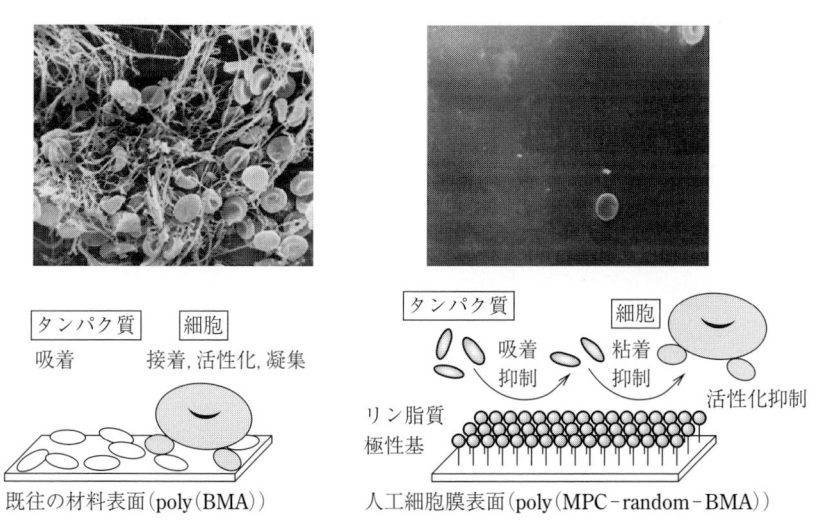

図 6.7 全血に接触したあとの既存の材料とリン脂質ポリマー（人工細胞膜）の表面

さらに，長期間にわたる血液適合性の評価としては，*in vivo* での評価に頼らざるを得ない。そこで，チューブ内に MPC ポリマーを被覆して，これを動物血管に直接縫合する方法が検討された。ちょうど，人工血管のような状態での評価法が適用された。MPC ポリマーは，セグメント化ポリウレタンの一種である Tecoflex® にポリマーブレンドにより複合化されている（図 6.8）[21]。直径 2 mm のチューブ状成型物を埋め込んだ場合，MPC ポリマーを含まない場合には，約 90 分間で血栓形成により閉塞していることが明らかとなった。

一方において，MPC ポリマーを複合化すると，血栓形成反応が有意に抑制され，開存期間も最高 7 か月以上にも延長されることが示された。このことは，生体環境下において MPC ユニットが血栓形成抑制機能を果たしているこ

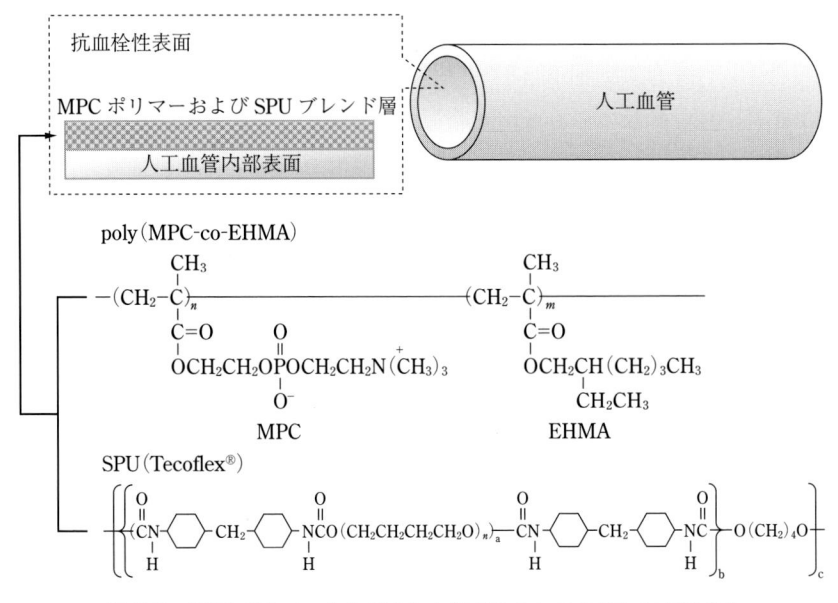

図 6.8 MPC ポリマーとセグメント化ポリウレタンブレンドによる人工血管表面のコーティング

と，期間中，加水分解などを受けないことが明らかとなった。

6.2 人工細胞膜構造による自由水界面の創製

　タンパク質が表面に疎水性相互作用で吸着する際，タンパク質と表面での結合水の交換が必要となる。これは，マテリアル表面の結合水量がタンパク質吸着を規定する重要な因子となることを示している。
　ポリマー表面で起こるタンパク質の吸着は，表面の水のランダムネットワーク（結合水層）に捕捉されることで開始する。これより，タンパク質の吸着を抑制するには，マテリアル表面近傍の水を自由水（バルク水）に維持し，タンパク質側から見ると，界面が存在しないようにすることがきわめて重要である。
　生体成分を取り巻く環境は水環境であり，バイオマテリアルの生体親和性を

判断する際には，必ず水を媒体としなければならない。水は分子量がわずか18しかないにもかかわらず，沸点が100℃ときわめて高い。水分子はたがいに強く水素結合をする性質を有する。これが高い沸点をもつ理由である。安定な水分子（バルク水）は，1分子が周囲の4分子の水と水素結合し，クラスター（分子の塊）として存在する（**図6.9**)[22]。このクラスターは 10^{-12} s程度の速さで生成と消滅を繰り返しているといわれている。

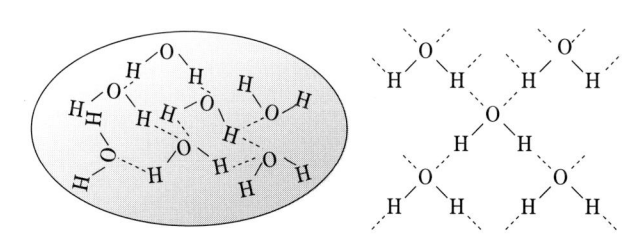

図6.9 安定なバルク水の構造

　一方，マテリアル表面に対しても水分子は相互作用し，時には強く結合した構造となる。これは結合水と呼ばれ，水になじまないマテリアルと，水媒体との橋渡しのような役目を担っている。結合水の分子運動性は大きく抑制され，クラスター生成，消滅に要する時間はバルク水に比較すると100 000倍程度となる。一概に水といっても，性質の異なる状態が存在する。マテリアルが血液と接触した際に，まず血液中の水分子が表面に接触し，ついでイオン，タンパク質などが接触する。この際にタンパク質がマテリアル表面に吸着することとなり，構造変化を伴い，最終的な反応である細胞の接着につながる。

　タンパク質は界面活性剤や変性剤の添加により，その高次構造が変化することが知られている。また，油-水界面に吸着（接触）した場合においても，著しい構造変化を起こす。油との接触はタンパク質分子内の水素結合の破壊，さらにタンパク質分子内の疎水性アミノ酸残基に起因する疎水性相互作用のバランスの変化の要因となる。すなわち，タンパク質分子周囲の環境がわずかに変

化するだけで，微妙な分子間力のバランスで規定されている構造の変化が生じるのである．この構造変化が不可逆的で安定なマテリアル表面へのタンパク質吸着という現象につながる．すなわち，ポリマー表面へのタンパク質の吸着には，ポリマーを取り巻く水の状態が大きく関与する．

このようなマテリアル界面の環境を制御でき，溶存しているタンパク質に界面を認識させることがないマテリアルの獲得は，従来にない新しい生体親和性ポリマーを創製するであろう．

MPCポリマーとタンパク質との相互作用はMPCユニット組成の増加に伴い減少する傾向となった．この結果は，MPCポリマーとタンパク質との相互作用がきわめて弱いことを表している．MPCユニットを含むポリマー表面がタンパク質吸着を有効に抑制することは，近畿大学の杉山らおよび英国のLewis, Armesらをはじめとして，世界中で確認されている[23),24)]．MPCポリマー表面では，ガラスやpoly(BMA)に比較して血漿と接触した場合にアルブミン，γ-グロブリンおよびフィブリノーゲンなどの主要な血漿タンパク質のみならず，微量ではあるが血栓形成に重要な役割を果たしている凝固因子，補体系あるいは細胞接着因子などの吸着も抑制することが見いだされた．

Purdue大学のParkらは，タンパク質の吸着はタンパク質のもつ結合水とポリマー表面の結合水の交換反応（共有化反応）を伴う，いわゆる疎水性相互作用が重要な役割を果たしていることを示した（**図6.10**）[25)]．

この考えを発展させると，ポリマー側に結合水がない，または少ない場合には交換する水分子が存在しないことにより，タンパク質分子はあたかも水溶液中にとどまっているかのような挙動をとる．すなわち，表面への吸着が起こりにくいものと考えられた．

また，タンパク質分子は分子内でのアミノ酸残基の相互作用により，血液や緩衝溶液など水を溶媒とした系では，一定のコンフォメーションを維持しているが，油-水界面に吸着（接触）した場合，著しいコンフォメーション変化を起こすことが知られている．これは，タンパク質分子内の疎水性アミノ酸残基に起因する疎水性相互作用のバランスの変化に対応する現象である．すなわ

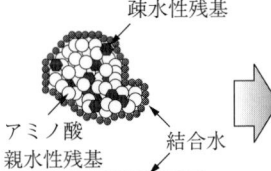

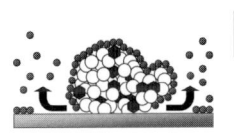

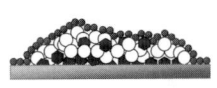

6.2 人工細胞膜構造による自由水界面の創製

```
接近/接触          吸着              不可逆的な吸着
拡散              脱水和             構造変化
```

吸着に伴う自由エネルギー変化

$$\Delta F(=\Delta H - T\Delta S) < 0$$
$$\Delta S > 0$$

図6.10 マテリアル表面へのタンパク質吸着機構

ち，タンパク質分子を取り巻く環境がわずかに変化するだけで，微妙な分子間力のバランスで規定されているコンフォメーションの変化が生じる。このコンフォメーション変化が不可逆的なマテリアル表面へのタンパク質吸着という現象につながる。PEOは水溶性であるが，一方でベンゼンなどの有機溶媒にも溶解する。すなわち，両親媒性ポリマーであるため，高密度のPEO鎖に接触したタンパク質は，あたかも油-水界面と接触した場合と同じになると考えられる。時間が経てば，タンパク質の構造変化が誘起される可能性が考えられる。

最近のバイオ工学においてタンパク質を安定にマテリアルに固定化し，これをバイオ素子として利用することも多くなってきている。この場合においても，固定化したタンパク質の機能低下につながる構造変化を阻止することは大切である。

タンパク質のポリマー表面への吸着現象に周囲の水が影響していると考えられ，さまざまな親水性モノマーユニットをもつポリマーを利用して，含水率および自由水含率とタンパク質吸着量あるいは二次構造との関係が検討された。

MPCポリマーの場合，MPCユニットの増加に伴い含水率が増加することが見いだされ，MPCユニットの水に対する親和性が示された。

平衡含水したポリマー膜の熱分析を行い，0℃付近に現れる氷の融解に起因するピークよりポリマー膜中の水の融解に起因する熱量を求め，純水の値と比較して膜に含まれる自由水含率が求められた[26]。その結果，MPCポリマーの自由水含率は，他のポリマーに比較して大きいことが明らかにされた。この結果はタンパク質吸着量と相関させて考察され，自由水含率の増加に伴い，明らかにタンパク質吸着量が低下する傾向が見いだされた。特に，60％以上が自由水で占められているMPCポリマー表面では，タンパク質吸着量が単分子吸着層形成までも至っていないことが認められた。さらに，吸着したタンパク質の構造変化について，ATR/FTIRおよび円二色性スペクトル測定より検討され，poly(BMA)やpoly(HEMA)などのポリマー表面では吸着時間の増加に対してタンパク質の二次構造変化が誘起されるが，MPCポリマー表面ではほとんど変化が起こらないことが明らかにされた。

富山大学の北野らは，さまざまな水溶性ポリマーを溶解した溶液中の水の構造についてラマン分光法を利用して解析した（図6.11）[27),28)]。その結果，疎水性基の周囲に形成される疎水性水和により水分子間の水素結合を促進する場合と，液体中のネットワーク構造中にはまり込んで水の構造を維持する2種類のポリマーが比較的水の構造を保持するとされた。ポリジメチルアクリルアミドは前者に，PEOは後者と考えられる。MPCポリマーの水の構造に対する影響はこれらのポリマーよりも小さいことが認められている。これはホスホリルコリン基のように正負電荷が近接すると電縮効果が打ち消され，見かけ上電荷をもたないような振る舞いをするためと考えられた。

従来，MPCポリマーのように親水性にもかかわらず結合水をもたないポリマーは，まったく知られておらず，MPCポリマーの特異性が示された。MPCポリマーの表面電位は－0.4 mVと，電気的にも中性でであった。すなわち，タンパク質吸着を引き起こす疎水性相互作用や静電的な相互作用が弱いことを示しており，MPCポリマーのタンパク質吸着抑制効果が理解された。

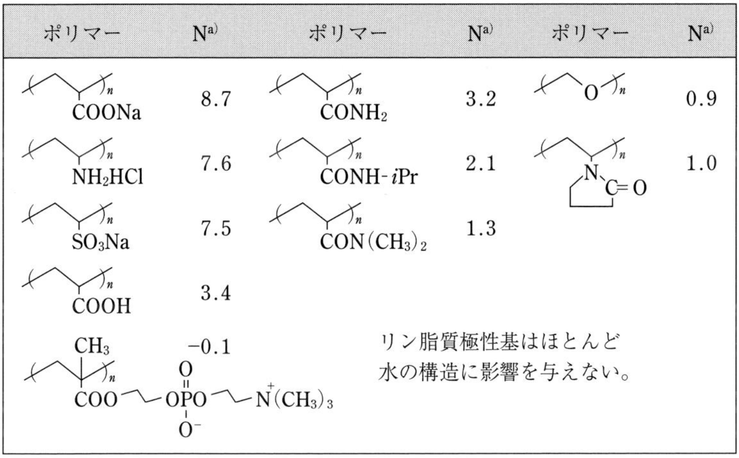

6.3 水の構造制御と生体親和性の相関

ポリマー	N[a]	ポリマー	N[a]	ポリマー	N[a]
COONa	8.7	CONH$_2$	3.2	(エーテル)	0.9
NH$_2$HCl	7.6	CONH-iPr	2.1	(N-C=O環)	1.0
SO$_3$Na	7.5	CON(CH$_3$)$_2$	1.3		
COOH	3.4				
CH$_3$ / COO-OPO-N$^+$(CH$_3$)$_3$	-0.1	リン脂質極性基はほとんど水の構造に影響を与えない。			

a)：モノマーユニット当たりで破壊される水分子間の水素結合数

図 6.11 水の構造に与える水溶性ポリマーの化学構造の影響
〔北野：高分子, 52, p.28 (2003) を一部改変〕

これらの考え方や実験事実を総合的に判断すると，界面において水の状態を制御し，マテリアル表面に長くとどまることなくバルク水と同じように交換速度が大きな水の状態を維持させると，タンパク質吸着が低減するとの結論が導かれる。

6.3 水の構造制御と生体親和性の相関

ホスホリルコリン基の高度集積表面の特殊性を解説したが，タンパク質吸着を考えた場合，界面に水分子が長く滞留しないで結合水を起点とするようなネットワークが形成されなければ，同様の効果が出るのではないかと考えられる。北野らのデータによると，双性イオン構造をもつアミノ酸分子も水の構造をほとんど破壊しないとされている。杉山，白石らは側鎖に双性イオン型のアミノ酸残基を有するメタクリルアミドを合成し，これを含むポリマーの血液適合性，抗凝固活性を評価している[29]。ここでも優れた性質が確認されており，これらの一連の考察を裏付けている。比較的に疎水的なポリマーでもこのよう

な水の構造との関連が議論されている。ポリ（2-メトキシエチルアクリレート（MEA））である[30]。単純な構造であるが，自由水および中間水の分率が高いことを特徴としている（図6.12）。実際に血液接触面に被覆して評価すると，好適な血液適合性を示すことが示された。poly(MEM)の場合には水和圏のきわめて小さなポリマーマトリックス中の微小空間に水分子が自由水様の状態で閉じ込められていると考えられる。しかしながら，化学構造との関連性など，いまだに解明できていない点もある。poly(MEM)は低いガラス転移温度を有し成膜性が良いことから，被覆材として人工肺の表面改質に利用されている。界面の官能基の分布やミクロドメイン構造により結合水のネットワークが乱れると仮定すれば，poly(PHEMA-block-PSt)や電荷のバランスを考慮したポリイオンコンプレックス，あるいはAndersonらにより報告されている少量のカチオン性ポリマーを添加したポリウレタンの優れた生体親和性が理解できる[31]。運動性の高いPEG固定化表面も，一部では水のネットワーク構造を乱している可能性もある。

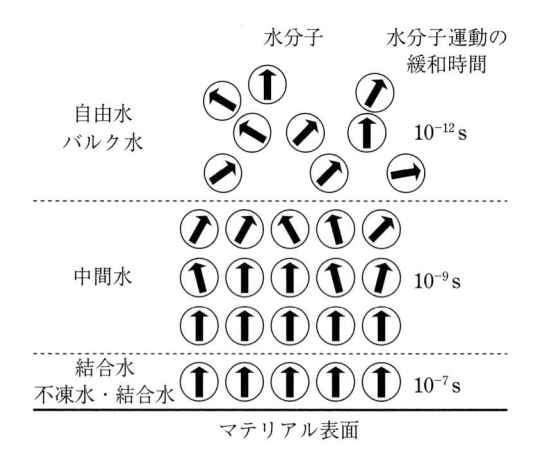

図6.12 水分子状態の多様性

6.4 人工細胞膜表面をもつ医療用デバイス

　MPC ポリマーの医療分野への応用については血液ポンプ（人工心臓），人工肺，カテーテル，人工血管，血液浄化器（人工腎臓），埋め込み型血糖値センサー（人工膵臓），人工関節，眼内レンズ，コンタクトレンズなどが挙げられ，すでに欧米では臨床の場で利用されている[15), 16)]。

　人工心臓は $4 \sim 6$ L/min で血液を絶えず体内に循環させるポンプとして機能することが求められ，その材料としては強度，安定性，耐久性が重要である。さらに完全埋め込み型とするためには，これらの性質のほかに高い生体親和性が求められる。最近はチタン合金製のポンプが研究開発の主流となっている。東京女子医科大学の山崎らは MPC ポリマーを利用してチタン合金およびポリウレタンの表面に人工細胞膜構造を構築して，埋め込み型血液ポンプの血液適合性の改善を行った（**図 6.13**）[32)]。

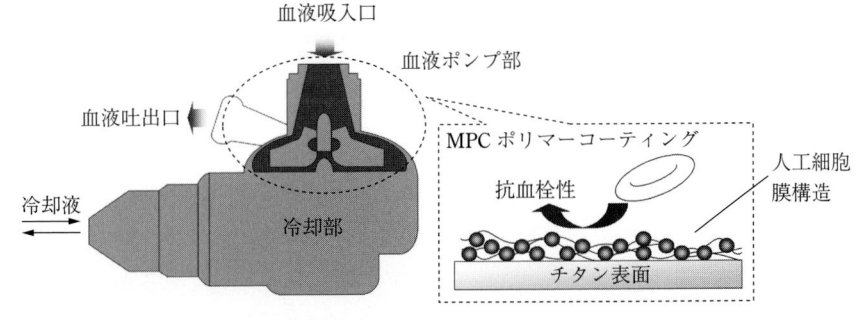

図 6.13 人工心臓の血液ポンプ部における MPC ポリマーコーティング

　血液ポンプの特性を考えると，チタン合金表面にポリマーを共有結合させることが望ましい。しかしながら，血液ポンプは複雑な構造であるばかりか，血液を流すために回転翼，そのシールの部分など重合反応や化学反応に不向きな部分がある。そのために，確実に表面にポリマー層が被覆できる構造をもつポリマーを合成する必要がある。

ポリマーの溶解性は化学構造，組成以外にも分子量に大きく起因することが知られている。そこで，利用するMPCポリマーの分子量を5.0×10^6以上にすることで，安定なポリマー層がチタン表面に形成されている。MPCポリマーを溶媒キャスト法にてポンプの内面にコーティングすると，表面に厚さが100～200 nm程度の被膜が形成される。これは，化学的分析はもとより実際のポンプでは鏡面処理されたチタン合金の表面に干渉縞が見られることからも確認できる。

人工細胞膜構造を作製したチタン合金の血液適合性について，in vitroにて評価した。その結果，明確に血小板をはじめとする血液細胞の粘着抑制と，血栓形成の阻止効果が認められた。その後，血液ポンプに実装し，これを用いた前臨床動物試験では順調に機能を発揮し，200日間を超える埋め込み実験でまったく問題を生じないことが明らかとなった。また，東北大学では血液凝固剤を使用しない状態で823日間以上の動物実験に成功しており，これは世界記録である。これらの基礎的な研究のもと，2005年5月に国産人工心臓初の埋め込み治験につながり，拡張性心筋症の患者に適用された。2008年8月現在，18名の患者に埋入しており，社会復帰を可能にしてきている。さらに，1 000日間以上人工心臓で生命維持をしたあとに，生体心臓の提供が受けられ，心臓移植に移行した例も報告されている。

心臓の血管の狭窄部位を拡張する血管拡張ステントは，カテーテルを利用して血管内に挿入される筒形をした板ばね状の医療用デバイスであるが，心筋梗塞などの治療には欠かせない。これも血管内に長期間埋め込まれるが，再狭窄を引き起こさないように高い生体親和性が求められる。ステンレス製で，直径は2～4 mmのステントの表面をMPCポリマーでコーティングして人工細胞膜構造をつくると，処理しない場合に比較して手術後の再狭窄率が激減することが明らかとなっている。これには表面の人工細胞膜構造の寄与が大きいと考えられている。

国内では，血管内治療に必要なガイドワイヤーおよびマイクロカテーテルにMPCポリマーコーティングがなされて，すでに認可を取得している。

6.4 人工細胞膜表面をもつ医療用デバイス

また，生体親和性の考え方の幅を広げる結果も出てきている。人工関節の摺動面は，金属あるいはセラミックス製の骨頭と超高分子量ポリエチレン（PE）のライナーで形成されているが，ライナー側の摩耗が大きな問題であり，関節のゆるみを誘引する原因となる。これは，摺動面で発生する摩耗粉をマクロファージに貪食して活性化し，サイトカインを産生することで破骨細胞が産生することに起因する。したがって，一般的には約10年間で，人工関節周辺の骨組織が溶解し，力学的に関節を支えられなくなる。

この生体反応を抑制するためには，摺動面における摩擦抵抗を減少させ，摩耗粉の生成を抑制することが第一である。poly(MPC)を表面にグラフトした構造を形成できれば，水分子とのなじみがよくなり，潤滑性が向上すると考えられた[33]。PEは化学的に安定であり，MPCをグラフトする重合開始点の化学的導入は難しい。そこで，光反応で炭化水素から水素を引き抜き，ラジカルを生成する反応を利用した[34]。すなわち，PEにベンゾフェノン表面に吸着させ，これを光重合開始としてMPCの水溶液に浸漬して光照射することで，表面からのポリマー鎖の生成が可能である。

実際に人工関節として利用されている放射線照射架橋PE表面に光照射時間とMPC濃度を制御することで，100〜150 nmの厚みのグラフトポリマー層が形成された。水が存在する系において表面を金属で摩擦した場合，摩擦係数が大きく減少した。これは，表面で水を媒体として流体潤滑になっていることで説明された。石原らは東京大学医学部整形外科および国内企業と共同で，架橋PEライナー内面に処理を施した[35]。これを利用して長期にわたる関節シミュレーター試験を行ったところ，1000万サイクルを超える試験でも摩耗がほぼ生じないことが明らかとなった（**図 6.14**）。

さらに現在では7000万サイクルを超える試験がなされ，耐摩耗性に優れていることが示されている。これは，実生活にしてほぼ70年間に対応する条件である。

また摩耗粉が生じてもマクロファージに貪食されないことが見いだされ，さらに破骨細胞の形成も認められないことが明らかとなった。このことは，人工

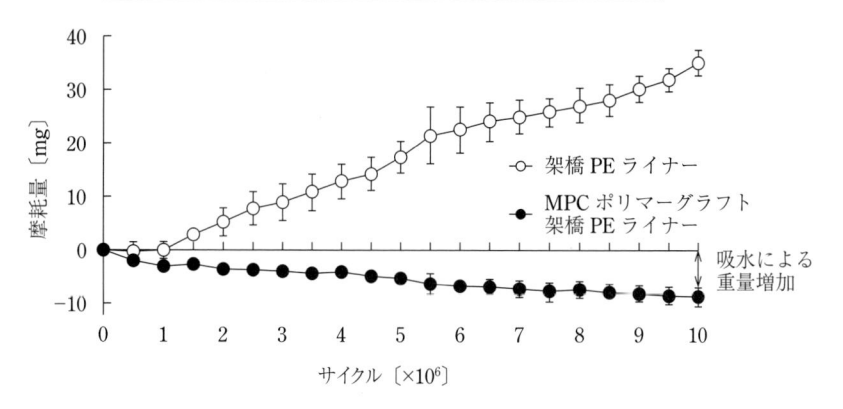

図6.14 MPCポリマーをグラフトした人工関節の摩擦特性

関節の再置換手術を不要にできる，あるいは著しく間隔を伸ばせることに通じる画期的事例である．これらの事実を踏まえて，poly(MPC)にて表面処理したPEライナーを組み込んだ人工股関節は，2007年4月より東京大学を中心として臨床治験が開始されている．

7 ポリマーの相転移現象による刺激応答性界面創製と細胞工学への展開

　マテリアルの特性を任意に変化させることは，動的制御の考え方を導入するまったく新しいサイエンスの開拓を推進する。これを実現するためのマテリアル表面の設計が温度応答性ポリマーを利用して行われた。さらに，バイオマテリアルとしての有効性を細胞接着を制御する観点から示し，細胞シート工学が誕生した。本章では，組織再生医療に重要となる細胞と組織の新しい創製に不可欠となるインテリジェント界面の機能について解説するとともに，細胞シート工学の医療への貢献について述べる。

7.1 刺激応答性ポリマーと界面特性制御

　人工材料の特性が外部からの信号により任意に制御可能な刺激応答性があるならば，新しい機能性マテリアルとしてさまざまな応用が期待される[1),2)]（図7.1）。

　例えば，光により可逆的に書き換え可能な材料は，記録デバイスとして実用化されている。また，電気により構造が変換し，光透過性などが変化する材料は，表示デバイスに応用される。医療・バイオ関連の分野を考えても，物理信号で生体反応をon-offできたり，バイオ分子との相互作用を制御できたりと興味ある利用ができるであろう。

　ヒトの視覚を考えてみると，光アンテナ分子であるレチナールが，光によりcis-trans転移を起こし，この変化が結合しているタンパク質ロドプシンに伝達される[3)]。このロドプシンの構造変化が誘起され，結果として二分子膜を介

7. ポリマーの相転移現象による刺激応答性界面創製と細胞工学への展開

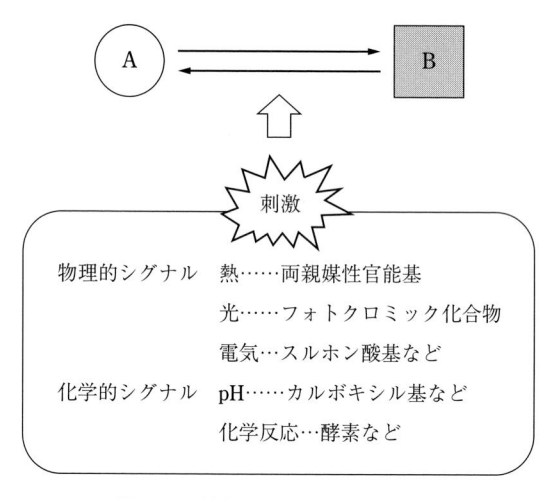

```
      A  ⇄  B
         ⇧
       刺激

物理的シグナル   熱……両親媒性官能基
              光……フォトクロミック化合物
              電気…スルホン酸基など
化学的シグナル   pH……カルボキシル基など
              化学反応…酵素など
```

図 7.1 刺激応答性ポリマーの要素

したイオンの濃度変化により発生した電気信号として伝達される．これは，光受容性基レチナールの可逆的構造変化が，高分子量のバイオ分子の構造変化を誘起した例である．すなわち，低分子化合物をポリマー中に担持させることで，信号の受容，伝達，機能発現という一連の過程が成立するようにポリマーの分子設計を行うことで，刺激応答性ポリマーが実現できる．

高分子電解質の解離度が，系のpHで変化することを利用したゲルの膨潤収縮現象を，機械的なエネルギーとして取り出す研究が行われた[4]．しかしながら，実現できなかった．物理信号としては，光を利用する研究が1980年代を中心に行われた．これは，スピロピランやアゾベンゼンのように，光反応で可逆的な構造変化を引き起こすフォトクロミック化合物をポリマー主鎖，側鎖に結合させたものである[5], [6] (**図 7.2**)．

光物性変化としては，ポリマー溶液の粘性（形態），膨潤度や溶質透過性などが研究されている．このなかで，アゾベンゼンを担持させたポリマーをフィルムにし，これに光照射をすると，水に対する接触角が減少することが見いだされた．このことは，このフィルム表面の親水性が光照射で増加することを示しており，この現象は物質吸着性に関連づけられる．

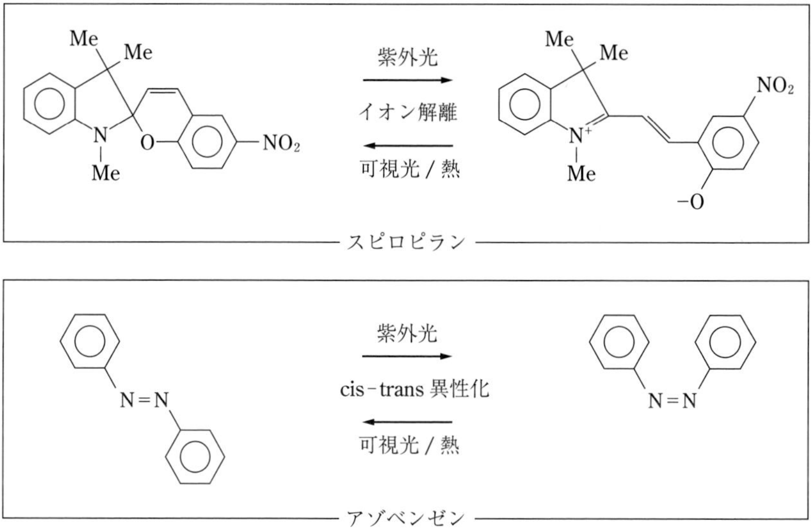

7.1 刺激応答性ポリマーと界面特性制御

図7.2 フォトクロミック化合物の光誘起構造変化

そこで，タンパク質の吸着‐脱着挙動の光制御が研究された。アゾベンゼンはtrans体が安定構造であり，光照射によりcis体となる。この際に，N=N結合を横切る双極子モーメントが発生し，極性の増加，すなわち親水性が増加する。この変化に伴って，暗状態で吸着されたタンパク質が紫外光照射で脱着することが認められた。

疎水性の異なる官能基をリガンドとして，タンパク質を疎水性吸着により分離する疎水性クロマトグラフィーが実用化されている。この場合には，吸着したタンパク質の脱着過程として，移動相に塩や有機溶媒を添加して疎水性相互作用力を弱めることがなされている。タンパク質はこの媒体の極性変化に弱いために構造変化や活性低下が危惧される。光反応を利用した疎水性クロマトグラフィーは，移動相は緩衝液そのままで，固定相の極性を変化させるという，まったく逆の発想から生まれた機構であり，光照射によるタンパク質の変性を抑制することができれば新しい分離技術として有効である。さらに，吸着対象を細胞まで広げて，細胞の吸脱着クロマトグラフィーも検討されている。

このように，外部刺激により，界面における分子間あるいは細胞との相互作

用を変化させることができれば，新しいバイオツールとして実用化できる．事実，最近，産業総合技術研究所の金森，枝廣，須丸らは，スピロピラン化合物を担持したポリマー系で，細胞吸脱着を光制御し，マイクロパターン化にも成功している[7]．これは，複数の細胞種を同時に共培養して，細胞間の相互作用を解析するデバイスとして有効である．

7.2 温度応答性ポリマー界面での細胞接着の制御

7.2.1 温度応答性ポリマーの機能

刺激応答性ポリマーのなかでも，温度変化によるポリマー機能の変換については多くの研究がなされている．特に水中で生じる温度応答現象の利用は，分子間相互作用を制御しやすく，また，刺激である温度変化が，系全体に比較的短時間で信号を伝達できるという観点から有効である．

水溶性ポリマーが溶解している溶液を加温すると，ある一定温度以上で急激に溶解性が低下し，濁度が上昇する現象がよく知られている．これは，疎水性のポリマー主鎖あるいは側鎖に結合水として存在していた水分子が，加温されたために脱離し，そのためにポリマーの溶解性が低下して析出することに起因する．このような現象を最も顕著に示すポリマーが，N-アルキル置換ポリアクリルアミドであり，その代表例が，ポリ（N-イソプロピルアクリルアミド）（PNIPAAm）である[8]（図7.3）．

温度応答挙動は，窒素原子に結合した置換基の種類によって異なるが，PNIPAAmの場合には32℃にて，鋭敏な溶解性の変化を示すことが知られている．この温度を下限臨界溶液温度（lower critical solution temperature：LCST）と呼ぶ．PNIPAAmは，アミド基が親水的で，この部分に水分子が水素結合して，LCST以下の温度では水中に溶解している．一方，側鎖のイソプロピル基は，疎水性にもかかわらず水中に露出しており，疎水性相互作用を受けている．温度が上昇すると水の運動性が高まり，水素結合性が弱まるために，アミド基部分に水和していた水分子が脱水和する．一方において，疎水性相互作用

7.2 温度応答性ポリマー界面での細胞接着の制御

ポリ（N-ポリイソプロピルアクリルアミド）
(PIPAAm)

低温 → LCST 約32℃ → 高温

水分子

ポリマー鎖の凝集，析出

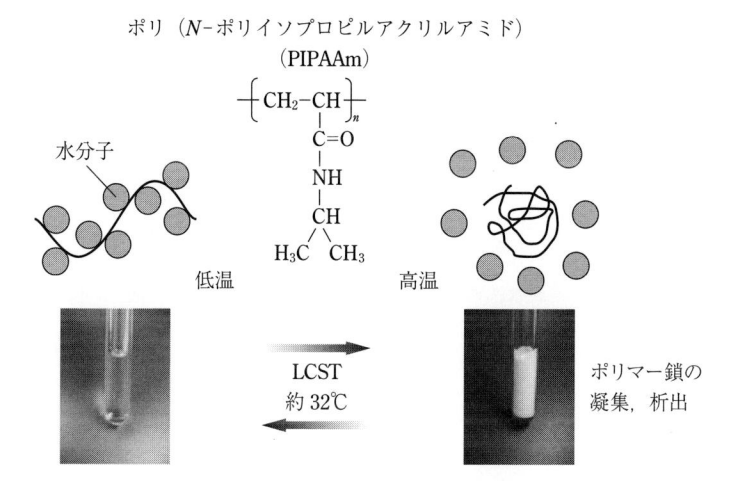

図7.3　PNIPAAm の構造と性質

は，この温度範囲では温度の上昇に伴い強くなるために，ポリマー鎖の凝集力が高まることになる。これらの効果が重なり，一気にポリマー鎖の凝集，析出が生じることになる。この現象は，同時にポリマー鎖近傍の極性の低下を誘引するために，バイオ分子との相互作用を変化させると考えられる。

　可溶性のPNIPAAmをタンパク質やDNAなどに複合化し，温度応答に伴う溶解性の変化を，分子識別，分子分離などに応用する研究がなされている。理化学研究所の前田らは，DNAにPNIPAAm鎖を結合させることによるハイブリダイゼーションの制御を見いだし，これが厳密に相補的なDNAの組合せを識別することを発見した[8]。また，Washington大学のHoffmanらは，タンパク質にPNIPAAmをグラフトして，抗体機能を制御するとともに，抗原・抗体複合体が，温度変化により効果的に回収できることを報告している[9]。

　温度応答性を吸着クロマトグラフィーの分離特性に反映させる研究もなされている。東京理科大学の菊池らは，固定相にPNIPAAmをグラフトし，これを充てんしたカラム分離で，疎水性の順番に伴って分離される化合物の溶離時間の短縮と分解能の向上が，温度制御されることが示されている[10), 11)]（**図7.4**）。この温度応答性カラムは実用化に向けて開発が進み，上市されている。

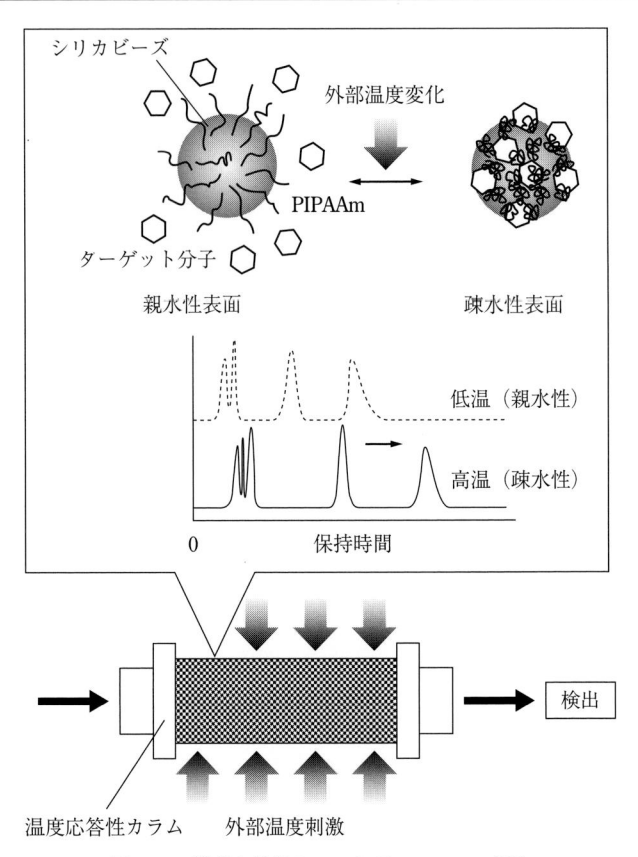

図7.4 温度応答性クロマトグラフィーの概念

7.2.2 細胞培養インテリジェントデバイスの創製

　細胞培養技術は，遺伝子組換え技術とともに，現代における生命科学の発展に最も貢献した要素技術のうちの一つである[12]。遺伝子疾患の原因遺伝子の同定や，遺伝子産物の機能の検討など，細胞培養は広く用いられている。しかし，培地に添加する細胞成長因子の発見や処方といった進展はあるとはいえ，細胞培養液組成の検討やトリプシンなどのタンパク質分解酵素を用いる培養細胞の回収法，親水化処理したPSt製の培養皿（tissue culture polystyrene：TCPS）を用い，必要に応じて細胞外マトリックス（extra-cellular matrix：

ECM）として作用する分子を吸着させる培養基質作製法などは，1960～1970年代に確立した技術である．現在では，このような基本的な培養方法を全面的に受け入れ，細胞培養系の研究が進められている．

また，従来の細胞生物学は培養皿上の細胞挙動を観察することで生命現象を理解することに焦点があった．近年，臨床応用を目的として，生体から単離して培養下で増殖させた細胞を再度生体に戻す技術が注目を集めている．すなわち，組織工学や組織再生医工学では，細胞自体を一つの素材と考え，必要な細胞を必要な数だけ，必要な機能を維持したまま培養系から回収する工学としての技術が強く望まれている．

細胞がマテリアル表面に接着する際には，生物学的親和性を有するリガンド分子の吸着と細胞膜上のレセプター分子との反応が支配的と考えられる．したがって TCPS 上での細胞の接着性制御は，リガンド分子の表面密度を調節すればよいと考えられる．一般の細胞培養の場合，細胞接着・進展を促すリガンド分子は細胞培養液中に含まれており，これらの吸着はすみやかに生じるために，細胞は播種されたのち数分間で接着を開始し，伸展・増殖する（図 7.5）．

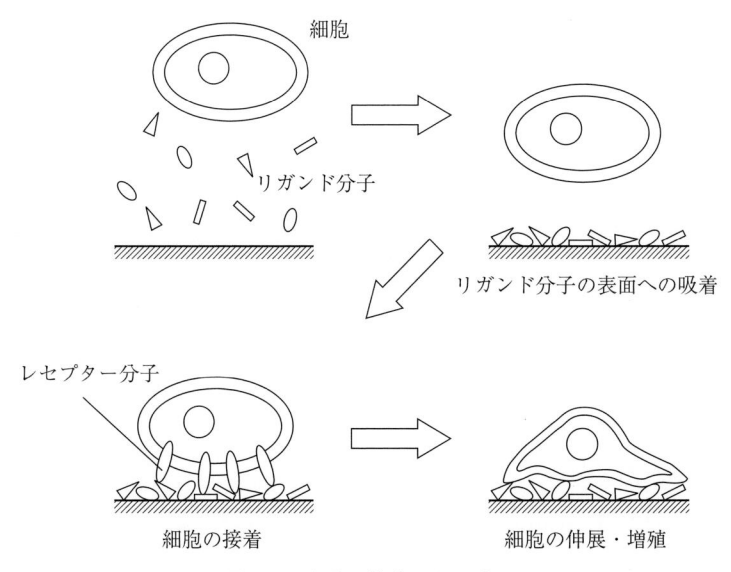

図 7.5 細胞の接着メカニズム

この際に細胞は自らタンパク質を産生し，ECM として細胞間の結合を誘引し，組織を形成する。一方で，表面に高密度で伸展した細胞を利用する際には，細胞が増殖する際に自ら産生した ECM および接着の際に必要であったリガンド分子を分解する必要がある。そこで，コラゲナーゼやトリプシンといった加水分解酵素が用いられている。一方において，タンパク質の吸着現象は材料表面の特性と強く関連するために，表面特性を光，温度，電気など物理的な信号で大きく変化させることができれば，細胞の接着特性を変化できると考えられる。

東京女子医科大学の岡野らは，温度応答性ポリマーを培養皿の界面にグラフトし，この温度応答特性を利用することで細胞の脱着・回収ができる細胞培養インテリジェントデバイス（温度応答性培養皿）を開発した[13], [14]（図 7.6）。

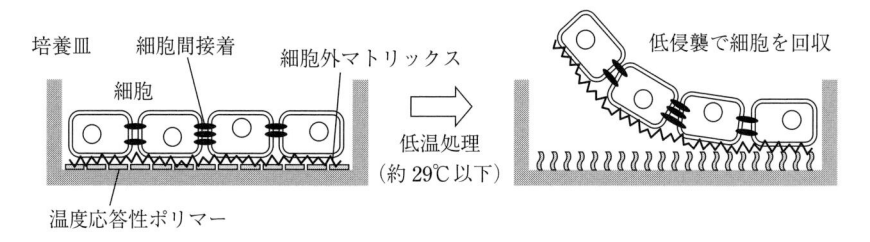

図 7.6 温度応答性細胞培養皿による細胞シートの回収

この培養皿を用いると，タンパク質分解酵素を用いることなく，低侵襲で培養細胞を回収できる。鍵になるのは，PNIPAAm の温度応答性を界面特性の変化に利用するために，市販の TCPS 表面に共有結合で PNIPAAm 鎖を固定化することである。固定化には，効率良くグラフト重合することが考えられ，電子線照射を用いる方法が確立された。この温度応答性培養皿は，PNIPAAm の LCST（細胞培養液中では約 29℃）を境に，それ以上の温度では通常の PCST と同程度の疎水性を示した。この温度では，グラフトされた PNIPAAm 鎖は脱水和し収縮した形態をとることが要因である。温度を LCST 以下に下げると，グラフトした PNIPAAm 鎖が急激に水和し，温度応答性培養皿表面は親水性となることが認められた。

細胞が培養皿表面に接着・伸展するには，まず初めに血清からあるいは細胞自身の合成・分泌により供給されるフィブロネクチン（FN）やビトロネクチンといった細胞接着分子（ECM分子）が培養皿表面に吸着することが必須であり，これにインテグリンなどのECMレセプターが結合する。この温度応答性培養皿でもまったく同一の事態が生じている。FN溶液を37℃でインキュベートすることにより，PNIPAAm固定化表面に吸着させたのちに細胞を播種すると，インキュベートしたFN溶液の濃度依存的に細胞の伸展速度が増加する。温度応答性培養皿から低温処理のみで回収した細胞は，トリプシン処理で回収した場合に比べ，細胞機能をより良く維持していた。これは低温処理というきわめて低侵襲な細胞回収法ではタンパク質分解酵素を用いないので，細胞増殖因子受容体など，細胞膜上に局在する種々の膜タンパク質やECMが分解されることによる細胞障害が生じないためであると考えられている。

アルツハイマー病などのさまざまな萎縮性脳疾患において，ミクログリア細胞は脳内で種々の細胞傷害性サイトカイン産生などの病理的な活性化を起こす。トリプシン処理によっても同様に病理的な活性化を示すが，温度応答性培養皿を用いた低温処理による回収法では，このような病理的な活性化は観察されないことが見いだされている。

7.2.3 細胞シートの二次元マニピュレーション

温度応答性培養皿上で細胞を培養し，細胞層を単層に形成させたあとに低温処理を行うと，全細胞が細胞-細胞間接着により連結した1枚の細胞シートとして回収された。基材との接着に働いているタンパク質の分解と同時に，ECMも分解されるために，温度応答性培養皿を利用しないと，このような単層の細胞シートを得ることは不可能である。

β-カテニンやカドヘリンなどの細胞-細胞間接着分子の蛍光抗体染色による検討から，脱着して浮遊する細胞シート中でも，脱着前とまったく同様に細胞-細胞間接着構造が維持されていることが明らかになった[15]。蛍光抗体法，ウェスタンブロット法，透過電子顕微鏡観察のいずれを用いても，培養皿上に

ECM は検出されなかった。すなわち，温度応答性培養皿を用いると，底面に細胞・組織接着層として機能しうる ECM を接着したまま，細胞シートを得ることができる。確かに，この細胞シートは他の表面上へと移動させると容易に接着することができる。

培養皿から脱着した細胞シートはそのままでは細胞骨格に起因する収縮力のために収縮し，折れ曲がり，折り重なってしまいやすい。そのために親水化したポリフッ化ビニリデン（PVDF）膜が支持膜として利用されている。細胞培養液を微量にして親水化 PVDF 膜を細胞シートの上に載せると，親水化 PVDF 膜を表面張力により細胞シート上面に貼り付けることができた。ここで温度を下げると，温度応答性培養皿との接着力を失った細胞シートは親水化 PVDF 膜に貼り付く状態で脱着・回収された。その後，別の培養皿へ移し，短時間 37℃で培養すると，細胞シートは新しい培養皿に接着した。細胞膜傷害を鋭敏に検出することができるエステラーゼ/エチジウムホモダイマー法を用いても細胞傷害は検出されなかった。

このような細胞シートを低侵襲的に移動する技術は，岡野らにより"細胞シートの二次元マニピュレーション"と呼ばれている。表皮角化細胞や網膜色素上皮細胞などでは，細胞シート移植が十分臨床応用可能であることも確認されている[16]。

7.2.4 細胞シートの臨床使用

〔1〕 **細胞シートの直接接着を応用した表皮・角膜の再生**　　培養表皮細胞シートや培養角膜上皮細胞シートは，そのまま移植に適用して熱傷やアルカリ火傷の治療に用いることができることが報告されている[17]〜[19]。事実，患者自己表皮細胞由来培養表皮細胞シートを用いた瘢痕組織治療が行われた。外科的に瘢痕組織を切除し，培養表皮細胞シートが移植された。瘢痕の再発を防ぐには，基底膜を残さずに深い創をつくる必要があるが，深く組織を削ると，従来法（ディスパーゼ処理）で培養皿から回収した培養表皮細胞シートはうまく患部に生着しなかった。しかし，温度応答性培養皿から低温処理のみで回収した

培養表皮細胞シートの患部への接着は，きわめて良好であることが示された。

重層扁平上皮である角膜上皮を，同様の方法で再生させる臨床応用もなされている（図 7.7）。角膜は，外側から上皮層，実質層，内皮層の 3 層からなる厚さ 0.5 mm の透明な無血管組織である。アルカリ火傷や眼類天疱瘡などでは，一次的な原因は異なるものの，いずれも角膜上皮が消失し，血管を伴った結膜や皮膚が角膜実質上に侵入する最終的病態を示す。この病態は角膜上皮幹細胞の消失により生じる。角膜と結膜の境目である輪部組織に角膜上皮幹細胞が局在していることが明らかになっている。ここから 4 mm^2 程度の組織を採取して上皮細胞を単離し，これを利用して細胞シートがつくられた。通常，角膜移植では縫合が必須であるが，温度応答性培養皿を用いて作製した培養角膜上皮細胞シートは，底面に培養の間に沈着した基底膜様の細胞外マトリックス成分により 5 分間程度で角膜実質層に接着するために，縫合する必要がなかった。また，細胞-細胞間の接着が，温度応答性培養皿を利用した低温処理による回収では元の状態で維持されているため，移植直後からきわめて良好なバリ

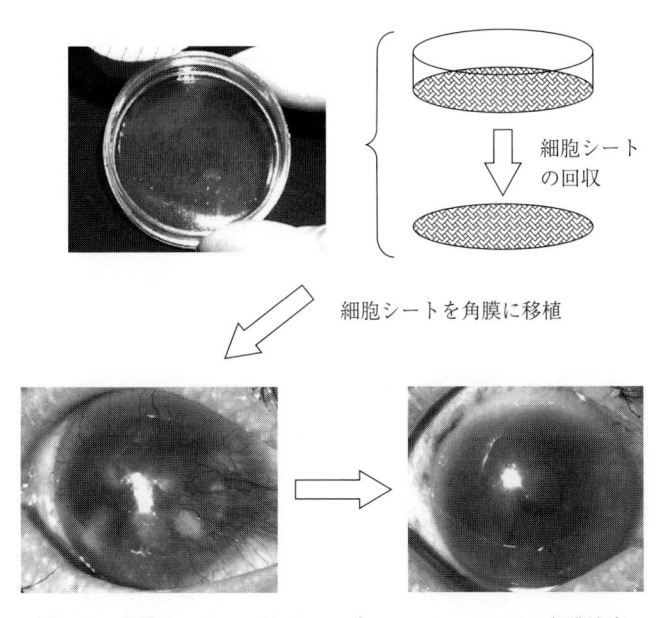

図 7.7 細胞シートの二次元マニピュレーションによる角膜治療

ア機能が認められた。

温度応答性培養皿を利用する細胞シートの作製には，基本的に自己の細胞を利用するために，免疫反応などの拒絶反応が抑制でき，従来，組織移植が困難であった患者への広範囲な治療も可能であることが示されている。

〔2〕 **細胞シートの重層化と心筋の再生** 上皮組織や歯根膜などのように薄い組織ではなく，分厚い組織の再生には細胞シートは有効ではないのではないかとの懸念があった。しかしながら，分厚い組織の再生においても，細胞シートを用いたアプローチがきわめて有効であることが実証された[17]〜[19]。

毛細血管のない状態では，すべての物質輸送を拡散に頼らざるを得ず，軟骨を例外として 200 μm 以上の厚みの組織層をつくることは困難とされている。200 μm を超えると組織中心部で細胞死（ネクローシス）が誘起される。そこで，200 μm 以下の厚みの細胞シートを移植する手術を繰り返すことで，厚い組織を生体内に再生させる技術が開発されている。例えば，培養心筋細胞シート 3 枚を 10 日間連続で移植することで 1 mm の厚みをもつ心筋組織の再生がなされた（**図 7.8**）。

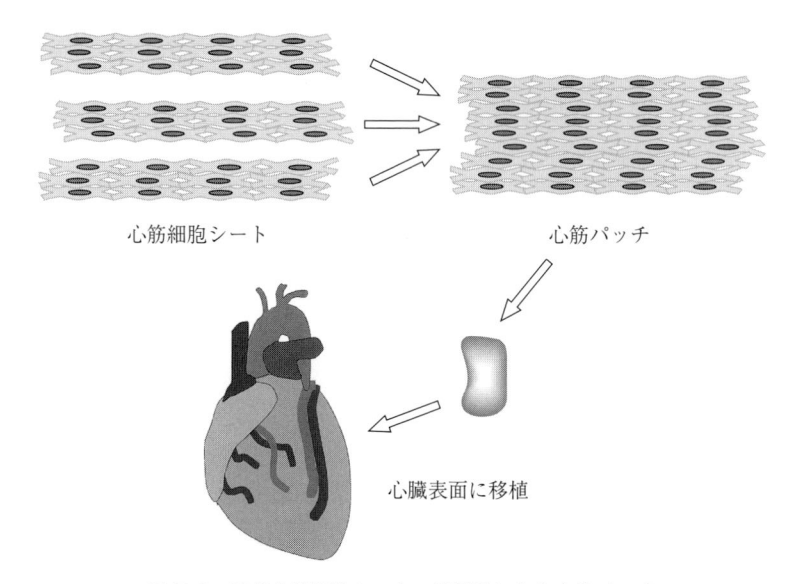

図 7.8 培養心筋細胞シートの積層化による心筋パッチ

7.2 温度応答性ポリマー界面での細胞接着の制御

心筋細胞シートを積層することで,肉眼でもその拍動が確認できることが明らかとなった。これは積層されたシートがしだいに同期してリズムを一定とした収縮,伸張を行うことに起因することが示された。これを利用すると,心筋様組織が再生できる。すなわち,重層化した心筋シートを心筋パッチとして心臓表面に移植すると,心臓と同期して拍動を補助することが認められた。ラットの心筋梗塞モデルへの心筋パッチの移植により,心筋梗塞の著明な改善がみられている。この基礎研究ののち,実際に患者への適用がなされ成功している。注射針を用いて細胞懸濁液を組織に注入する細胞移植では,生着率の低さや細胞の散逸が問題になっているが,細胞シート移植ではこのような問題は生じないことがわかった。さらに,血管内皮細胞シートをあわせて移植することで,ホスト血管系に接続した毛細血管網が再生された。

8 動的機能を組み入れたバイオマテリアルとしての超分子

　複数の分子が相互作用で自発的に形成する超分子構造は，従来の共有結合により構築されたマテリアルに比較して，構造に自由度がある点で新しいマテリアルとして期待できる。生体内にも，例えば細胞膜のように分子集合体で構築された構造が存在し，多岐にわたる機能発現を担っている。本章では，環状分子と線状分子から構成される超分子について，バイオマテリアルの観点から解説し，特に生体の動的環境に対応する新しい考え方を紹介する。

8.1 分子貫通型ロタキサン構造

　環状分子の空洞部を線状分子が貫通した構造の超分子は，ロタキサンと呼ばれており，なかでも環状分子が多数の場合には，ポリロタキサンといわれている[1), 2)]。環状分子として利用される代表例は，環状オリゴ糖のシクロデキストリン（CD）である（図8.1）。

α-シクロデキストリン　　β-シクロデキストリン　　γ-シクロデキストリン

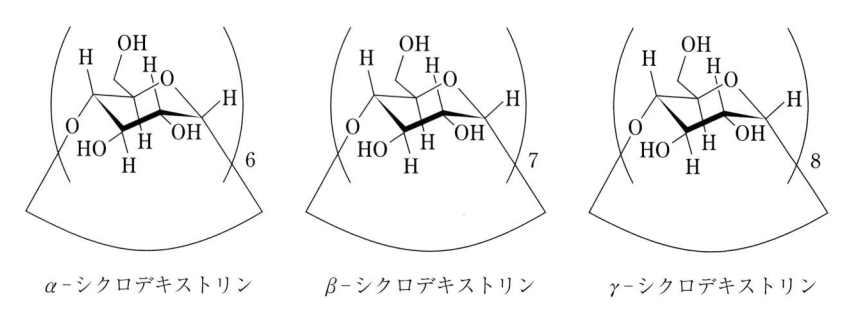

図8.1　シクロデキストリンの構造

8.1 分子貫通型ロタキサン構造

　上智大学の緒方らは，CD を用いて 1975 年に初めてポリロタキサン構造を実現した[3]。この際，重縮合反応が利用され，CD に内包されたジアミン化合物とジカルボン酸化合物の反応で貫通するポリマー鎖が形成された。

　一方，1990 年代になって，大阪大学の原田らによって，水溶性のポリマー鎖を CD に包接させるポリロタキサンの簡便な調製法が提唱された[4]。これまでに種々の線状ポリマー鎖が多数の CD 分子によって包接され，ポリロタキサンが調製されることが明らかになっている。多くの環状分子の空洞部を線状ポリマー鎖が貫通した構造をもっているポリロタキサンの最大の特徴は，環状分子と線状ポリマー鎖との間に共有結合がないことである（**図 8.2**）。

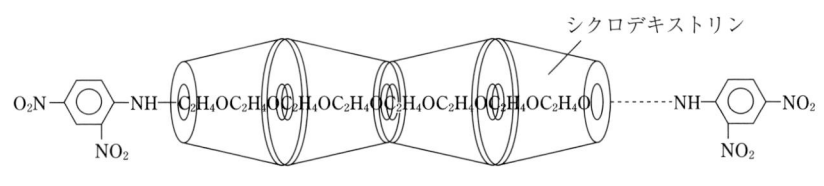

図 8.2 ポリロタキサンの構造

　このポリロタキサン構造では，環状分子を線状ポリマー鎖に沿って自由に移動させたり回転させたりすることができる。また，線状ポリマー鎖末端にある嵩高い置換基が加水分解などによって脱離すれば，包接していた環状分子は線状ポリマー鎖から脱離し，超分子構造を消失させることも可能となる。これより分子運動性という新しいパラメータを積極的にマテリアルに取り込むことができるようになる。このような特徴は，バイオマテリアル機能を設計するうえで利用価値が高いことが，北陸先端科学技術大学院大学の由井らの系統的な一連の研究でわかってきた[1), 2), 5)]。すなわち，非共有結合からなる超分子構造を有するポリロタキサンが，動的構造変化の生起によって特異的なバイオマテリアル機能を発現する。

8.2 ポリロタキサンの機能

8.2.1 ポリロタキサンと細胞・組織との多価相互作用

生命維持に重要な生体情報伝達系は，情報伝達物質（リガンド）が細胞の細胞膜上にあるタンパク質レセプターに結合することによって機能している。したがって，これを利用すると細胞外からの細胞機能制御が可能である。細胞膜上に分布しているレセプターとの多価相互作用は，リガンドの結合安定性を向上させるだけでなく，レセプターの局在化を誘起するうえでも効果的であることが示されている。事実，多官能性の水溶性ポリマーやデンドリマーなどを用いて，細胞・組織との多価相互作用が研究されている。

代表的なポリロタキサンの構造を考えてみる。CD としては α-CD が，貫通ポリマー鎖としては PEG が利用されている。α-CD には 18 の水酸基があることから，貫通している α-CD 数が 20 のポリロタキサンには 360 個の水酸基が存在し，これらが屈曲性を制限された PEG 鎖に沿って配列している。この水酸基に細胞やタンパク質との特異的相互作用が期待されるリガンドを導入すれば，生体との多価相互作用による細胞機能の制御が可能であると考えられた（図 8.3）。

由井らは，細胞膜レセプターとの相互作用のモデル系として，ビオチンを導

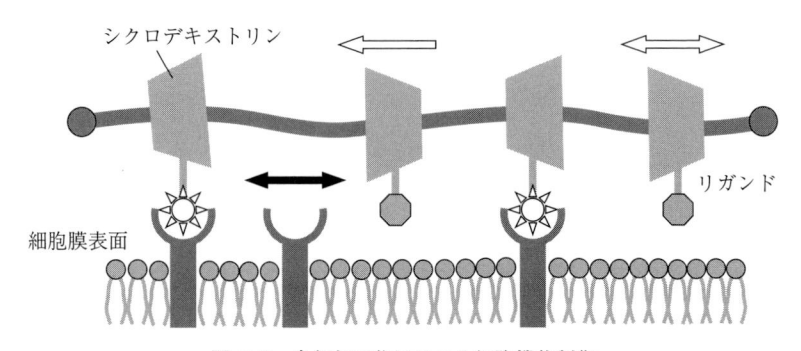

図 8.3　多価相互作用による細胞機能制御

入したポリロタキサンとストレプトアビジン修飾表面との相互作用を，表面プラズモン共鳴分析によって解析した[6]。ポリロタキサン（貫通している CD 数：20〜30）当りの導入ビオチン数を約 30〜100 程度に増加させると，ストレプトアビジン修飾表面との結合速度定数にはあまり変化が見られなかったものの，解離速度定数が著しく低下し，結果的に見かけの会合定数が約 100 倍に増大した。このことは，ポリロタキサンが生体との多価相互作用を期待できる有力な素子であることを示しており，さらには，導入したビオチン数増加によってもたらされるストレプトアビジンとの多価結合性の本質が，結合の解離低減に貢献している点にあることを示唆している[7]。

糖鎖と糖認識タンパク質との相互作用は，数多くの細胞機能調整に関与しており，そのためウイルスが，その外層に多くの糖鎖認識部位を有していることはよく知られている。糖とその認識レセプターとの相互作用は，ペプチド間や核酸間に働く水素結合や静電的相互作用に比べると非常に弱く，特異性も低いことから，多価相互作用を巧妙に利用することによる結合力および特異性の向上が期待される。環状分子として α-CD，線状ポリマー鎖として数平均分子量 2.0×10^4 の PEG からなる包接錯体が調製され，PEG 両末端に α-CD 脱離を防止するため，嵩高い置換基（チロシン）が導入された[8]。さらに，α-CD 水酸基への酸無水物の付加反応によってカルボキシル基を導入し，ポリロタキサンの水溶性を向上させるとともに，ポリロタキサンにマルトースを導入するための官能基とされた。このようにして，多彩な貫通 α-CD 数や導入マルトース数を有するポリロタキサンが合成された。マルトース導入ポリロタキサンと糖残基に選択的に反応するレクチンの一つであるコンカナバリン A（Con A）との相互作用は，Con A による赤血球凝集におけるポリロタキサンの阻害効果から評価された（**図 8.4**）。

ここでは，凝集を阻害する最低濃度をマルトース単位に換算している。水溶性の多価カルボン酸であるポリアクリル酸では，ある程度の導入マルトース数増大によって阻害効果亢進が認められたが，過度のマルトース導入は効果的でないことが示された。これは，リガンド密度の増加によって運動性が低下し，

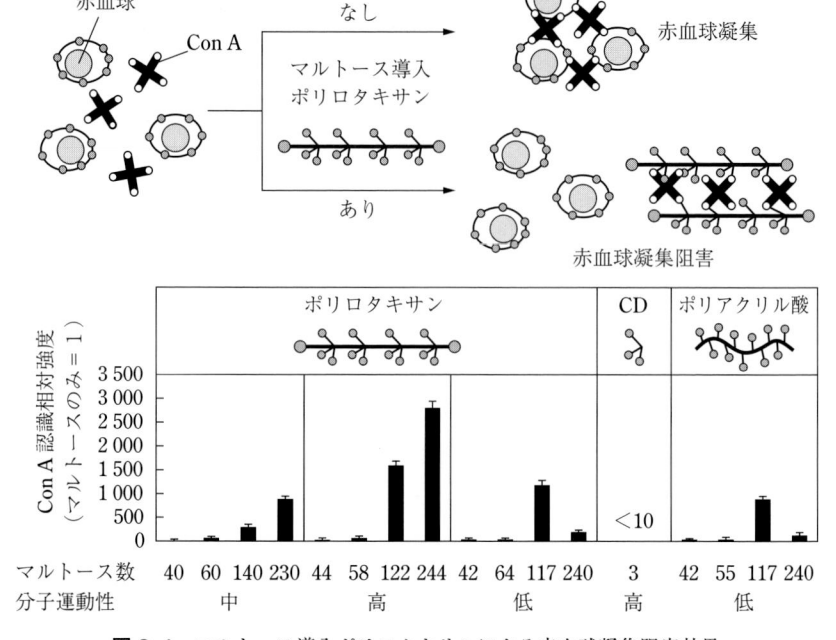

図 8.4 マルトース導入ポリロタキサンによる赤血球凝集阻害効果

レセプターとの結合に立体障害が生じたためと考えられた．一方，低分子の α-CD に導入したマルトースでは，阻害効果が十分でないことが認められた．これは多価相互作用性が低いためと考えられた．

こうした結果に対してポリロタキサンでは，貫通した α-CD 数によってマルトース導入による凝集阻害効果の程度が異なっていて，適当な貫通した α-CD 数のポリロタキサンにおいて，導入マルトース数による阻害効果が飛躍的に亢進することが明らかにされた．マルトース導入ポリロタキサンによる凝集阻害効果は，マルトース単位で 3 000 倍以上にも達し，ポリロタキサン単位では 70 万倍になることが示された．これは，多価相互作用の重要性を示す例である．導入マルトース数が同様でも，貫通した α-CD 数によって阻害効果の程度が桁違いに異なった事実は，ポリロタキサン骨格に由来する動的な特性の影響を示しているとされた．ポリロタキサンに導入されたマルトースの運動性

表 8.1 マルトース導入ポリロタキサンのスピン-スピン緩和時間（T_2）とCon A との結合定数（K_a）

サンプル		リガンド数	T_2[ms]	K_a[M^{-1}]
マルトース導入ポリロタキサン		244	230	4×10^6
マルトース導入ポリアクリル酸		240	40	8×10^4
マルトース導入CD		3	240	2×10^4
マルトース		1	>240	1×10^3

が，NMR のスピン-格子緩和時間（T_1）およびスピン-スピン緩和時間（T_2）により評価された（**表 8.1**）．

すると，マルトースの運動性は CD の運動性とよく相関しており，逆に PEG の運動性は CD の運動性と逆相関していた．また，阻害効果の亢進とマルトースの運動性との間に非常によい相関が示された[9]．この結果は，ポリロタキサンを用いることによるリガンドの運動性が，多価相互作用亢進にきわめて有効であるとされた．

さらに，Con A を固定化した表面とマルトース導入ポリロタキサンとの相互作用が，表面プラズモン共鳴スペクトルにより解析され，マルトースを導入した CD やポリアクリル酸と比較された．一次反応速度論的解析によって得た解離速度定数（K_d）は，ポリロタキサンでもポリアクリル酸でも低下し，ポリマーを用いた多価相互作用に基づく効果（K_0 の増加）が認められた．ポリアクリル酸では K_d が低下していたが，ポリロタキサンの場合には逆に K_d が増加し，その程度は上述の T_2 の結果とよく一致していることが明らかとなった．

以上の結果は，ポリロタキサンにおける CD の運動によるリガンドの高い運動性が，K_d の低下の回避に貢献することによって，K_0 を飛躍的に亢進するという考えの正当性が証明された．これは，ポリロタキサンが細胞機能制御など

多くの生体との多価相互作用の飛躍的亢進に適した構造であることを示している。すなわち，リガンドとレセプターとを同時多発的に結合させるうえで，ポリロタキサンによる運動性は効果的であることが認められた。

ポリロタキサンの特徴を生かした応用展開として，ヒト小腸ペプチドトランスポーターによるペプチド吸収の阻害剤開発を行い，ポリロタキサンによる多価相互作用が他の水溶性ポリマーよりも効果的であることが見いだされている。α-CD に，ヒト小腸上皮細胞ペプチドトランスポーターである hPEPT1 に認識されるジペプチド（Val-Lys）基を導入したポリロタキサンを合成し，小腸からのオリゴペプチド（Gly-Sar）吸収阻害剤としての有効性が検討された[10]。

hPEPT1 を発現させた培養 Hela 細胞系での *in vitro* 実験では，Val-Lys 基を導入した CD およびデキストリンに比較して，ポリロタキサンでは，1/5〜1/10 程度の低 Val-Lys 濃度で Gly-Sar 吸収阻害効果を発揮することが明らかとなった。このことは，リガンドを導入した分子複合体によるレセプターとの多価相互作用において，ポリロタキサンの超分子構造が有用であることを示している。Val-Lys は疎水性オリゴペプチドであることから，水溶性ポリマーであるデキストリンに多数導入した場合にはオリゴペプチド部位が疎水性効果によって集合し，その周囲をデキストランが覆ったようなミセル状会合体が形成しているものと推察される。

これらのことから，ポリマー系でありながら，屈曲性の低い棒状分子であるポリロタキサンの多官能性を利用してリガンドを導入した特徴が生かされているものと考えられている。

8.2.2 超分子からなるハイドロゲル

ポリロタキサンにおける環状分子と線状ポリマー鎖との複合化は，機能をもつ三次元架橋体としても興味深い構造である。一般に，架橋体が架橋点にて，全体の分子運動性や溶媒に対する膨潤特性などが決定される。しかしながら，動的特性を有するポリロタキサン構造を導入することで，架橋点が移動する架

橋体や，架橋点で分解することで全体の構造が瞬時に解離する三次元架橋体の創製が可能となる。前者は，東京大学の伊藤らにより研究され，スライディング機構を導入した新しいハイドロゲル（環動ゲル）として，ソフトマテリアルへの期待がなされている[11), 12)]（図8.5）。特に，最高24 000倍にも達する体積膨張率や，柔軟で独特の応力-ひずみ曲線を示す機械的特性を生かして，繊維加工，化粧品添加材，塗装材などへの利用が考えられている。

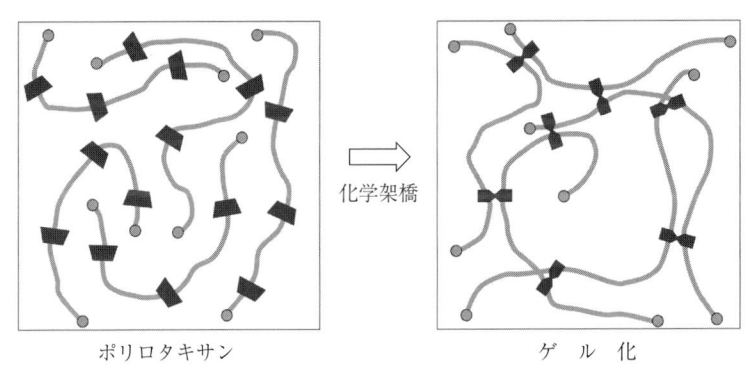

図8.5 ハイドロゲルの構造

由井らは，ポリロタキサンにおける機械的結合を架橋点とする生体内分解性ハイドロゲルを設計している[13)]（図8.6）。ポリロタキサンには，生体内での非酵素的な加水分解を想定して，α-CDとPEGとの包接錯体の両末端にエステル結合が導入されている。CD間をPEGで連結したハイドロゲルでは，ポリ

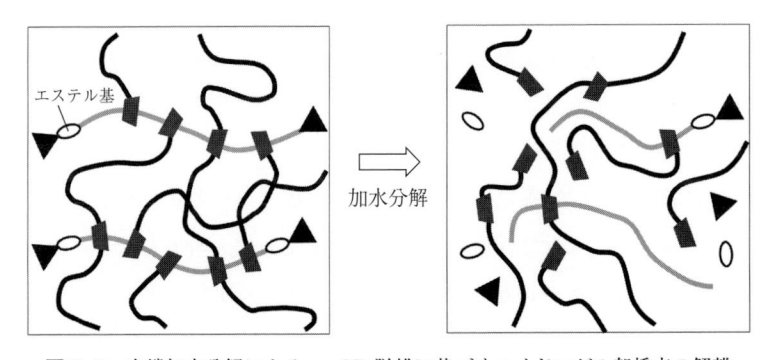

図8.6 末端加水分解によるα-CD脱離に基づくハイドロゲル架橋点の解離

ロタキサンにおける α-CD と PEG との結合を PEG 鎖に沿って移動可能な架橋点として利用していて，末端エステル基の加水分解によって CD が PEG 鎖から脱離するために架橋部が消失し，ゲルの溶解が生じるとされた。

ポリロタキサンハイドロゲルには，含水率増加とともに溶解時間が延長される特徴が認められた。架橋する前のエステル末端型ポリロタキサンは，生理環境下において 70 時間程度で完全に分解・解離するのに対し，それを用いたポリロタキサンのハイドロゲルでは，α-CD への PEG 鎖導入に応じて分解性が抑制され，3 000 時間以上までゲル溶解時間が制御された。この加水分解制御については，詳細な NMR 解析をもとにして以下のような機構が明らかにされている。すなわち，α-CD へ水溶性ポリマー鎖を導入したことで CD 間の水素結合性が低減し，CD が PEG 末端に位置しているエステル基部位へも移動できるようになり，結果として CD 包接によってエステル基の加水分解性が低下したものと考察している。

ネットワークを形成する PEG の溶解性および α-CD 間の水素結合性を意識して，系の誘電率などを変化させることにより，ハイドロゲルの膨潤率と溶解時間とを独立に制御できることも示された。非酵素的加水分解性基であるエステルを含む生体内分解性ハイドロゲルでありながら，その分解時間が高含水状態で任意に制御できることは，特定の細胞を分化・増殖させて組織を再建する際に，細胞に適した足場・環境の提供と組織形成後に不要となったときの分解時間とを，必要に応じて個別に設計できると考えられた。

由井らは，この特徴を生かして，生体内分解性ポリロタキサンハイドロゲルの組織工学への応用を推進している[14]。生体内分解性ポリロタキサンハイドロゲルを三次元多孔質化して細胞培養スキャフォールドとして応用する検討を行い，すでに軟骨細胞の培養にも成功している。ポリロタキサンハイドロゲル中で培養した軟骨細胞は軟骨様形質を保持したまま分化・増殖するが，ゲルからこぼれ出た細胞はシャーレ上で脱分化することから，ポリロタキサンハイドロゲルは軟骨再生用基材として有用であると考えている。生体内分解性ポリロタキサンハイドロゲルをベースにした細胞培養スキャフォールドでは，三次元に

連続性のあるミクロ多孔質化が容易であるうえに，細胞接着性（親水性や荷電）やゲル分解時間を目的細胞の種類に応じて任意に設定できる利点が生かされている．なお，ポリロタキサンゲルを用いて作製したスキャフォールドの分解特性は，孔径や空孔率とは無関係に α-CD に結合した PEG 組成や PEG 分子量によって規定することが可能である．従来から多用されているポリ乳酸系スキャフォールドに見られるような，多孔化による分解挙動の変化，分解物による炎症惹起，局所的 pH 低下などの問題もないことから，生体内分解性ポリロタキサンハイドロゲルは，いろいろな組織再生に転用可能な要素技術と考えられる．ポリロタキサンをベースにした機能設計は，組織再生においても多くの可能性を有している．

8.2.3　遺伝子ベクターとしての超分子

　遺伝子治療は，究極的なテーラーメード医療の一つとして強く期待されている研究分野である．さらに最近では，再生医工学の原点となる iPS 細胞の製造においても遺伝子導入技術が利用されているために，これに対する高い安全性と効率が強く求められている．その実現は，ベクターと呼ばれる遺伝子の運び屋が効果的に遺伝子を細胞の核内へ送達できるかどうかと，ベクター自体が毒性もなく安全かどうかにかかっている．天然のアデノウイルスを遺伝子ベクターとして使用することは，効率的な遺伝子送達法であるが，やはり天然ウイルスなので，毒性の問題があって危険である．これに対して，人間が合成でつくった非ウイルス系の遺伝子ベクターは，数多く期待されて研究されてきたが，まだ安全性や遺伝子発現効率が不十分である．この背景には，例えば静脈注射で体内に投与されたのちの血中での安定性や，血中から標的となる細胞内への取り込み，取り込まれたあとでエンドソーム内酵素分解からの回避（細胞質への遊離），細胞質から核内への移行，核内での転写など，さまざまなプロセスにおいて，性能を確実に発揮するベクターの設計方法がいまだに見いだされていないことがある．

　非ウイルス系遺伝子ベクターとして，PEI のような水溶性ポリカチオンが多

く研究されてきている（5.3.2項参照）。高分子量のPEIは，DNAとのポリイオンコンプレックス（PIC）形成に有利であり，細胞内取り込みや核内への送達効率もある程度高いが，強い細胞毒性が問題であって，将来的にも臨床使用の認可は取れそうにもない。

一方，低分子量のPEIは，安全性（毒性回避）の面で有利であるが，PICの安定性や送達効率の低さが問題であり，ベクターとして現実的でない。このように，ポリカチオンを用いた遺伝子送達では，DNAの効果的な送達と安全性の確保（細胞毒性の回避）の両方を一挙に解決できるベクターの設計が構造的に無理であることが，さまざま指摘されてきており，研究上の一大障壁となっている。九州大学の丸山らは，糖鎖でこの毒性を回避しながらも，すぐれた遺伝子ベクターとしての機能を発現することを見いだしている[15), 16)]。

由井らは，細胞内分解性ポリロタキサンを新たに分子設計し，これによるDNA送達の有効性を提案している[17)]。ポリロタキサン構造では，環状分子の自由な運動によって，DNAとの効果的なPIC形成が期待される。通常，PEIなどのポリカチオンを用いてPICを形成させる場合，DNAのリン酸基とPEIのアミノ基との空間的配置は必ずしも一致していないことから，DNAのリン酸基による負荷電を中和して安定なPICを形成するには過剰量のPEIを必要とし，そのことが，さらなる細胞毒性の要因となっている。

ポリロタキサン中の環状分子にカチオン性基を導入すれば，環状分子の運動性によって少量のカチオン基によって安定なPICが形成できると考えられた。また，ポリロタキサンによる多価相互作用性が末端官能基の分解に起因する超分子構造の解離（環状分子のポリマーからの脱離）によって瞬時に消失し，DNAをすみやかに遊離することが可能とされた。ここで問題となる毒性に関しても，ポリカチオンであるポリロタキサンを解離によって低分子化合物とすることになるので，細胞毒性も低減できるとされた。

この概念に基づいて細胞内分解性ポリロタキサンが，PEG両末端部位にジスルフィド（S-S）結合を有するα-CDベースのポリロタキサンに，α-CD水酸基にジメチルアミノエチル基（3級アミノ基）を導入して合成された[18)]

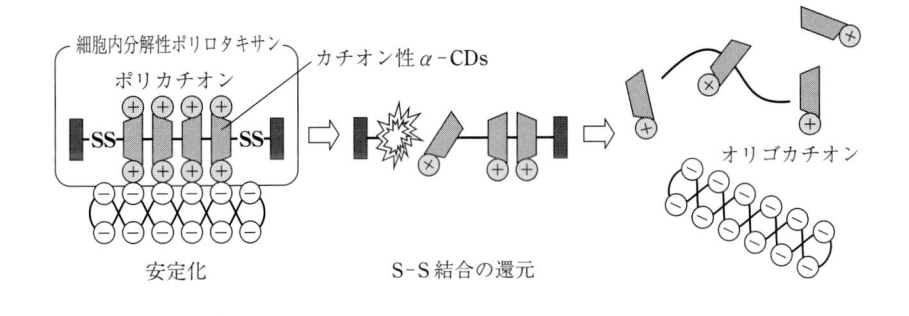

図 8.7 細胞内分解性ポリロタキサン・DNA 複合体の機能

（図 8.7）。

この細胞内分解性ポリロタキサンは，これまで報告されてきた数多くのポリカチオンと同様に，アニオン性である DNA との間に安定な PIC を形成することが示された。さらに，このポリロタキサンにおいての大きな特徴は，少量のカチオン基で DNA と安定な PIC を形成する点にあるとされた。PEI との PIC 形成能と比較すると，PEI の場合には，N/P 比（ポリマーのカチオンと DNA のアニオンとのモル比）1.0 以上でフリーの DNA に起因する泳動バンドが消失し，新たに形成した PIC 由来のバンドだけが観測されるようになる。一方，細胞内分解性ポリロタキサンでは，N/P 比 0.25 において，すでにフリーな DNA が消失し，すべての DNA が PIC を形成していることが示された。PIC の静電場のパラメータとしてゼータ電位を測定すると，PEI では，系のゼータ電位を正にするためには N/P 比 5.0 以上を必要としたが，細胞内分解性ポリロタキサンでは N/P 比 1.0 においてすでに正の値を示していた。さらに，細胞内分解性ポリロタキサンの解離定数は，PEI とほぼ同じであることが示された。

これらの事実より，超分子構造が細胞内分解性ポリロタキサンと DNA との効果的な PIC 形成に寄与していると考えられた。すなわち，ロタキサン構造を考えると，貫通分子である CD の高い運動性によって CD 上の 3 級アミノ基とが最適位置に移動し，DNA 表面に存在するリン酸基と多価相互作用をすると考えられた。このように，分子設計により安定な構造をとりやすくすること

で，多価相互作用による新たな分子認識力の発現が認められた．

8.2.4 細胞内での機能発現に寄与する超分子設計

PEIなどポリカチオンとDNAとの間で形成したPICは，エンドサイトーシスによって細胞内に取り込まれるが，取り込まれてできたエンドソームは，リソソームと融合し，そこに存在する酵素による消化を受けることになる．したがって，DNAを送達する役割を担うポリカチオンには，すみやかにリソソームから脱出するとともに，DNAを核内に送達するためにDNAを遊離することも要求されることになる．もちろん，PICが安定性を向上させることにより，細胞に取り込まれるまでの血中安定性の向上につながり，血液中に長時間滞留することが可能となる．

一方で，DNAとの解離常数が低くなるために，細胞内でDNAを遊離するのも容易ではなくなる．その点で，ポリロタキサンの貫通ポリマー鎖末端部位に，リソソーム内など細胞内の特定部位で分解するような結合を導入しておけば，その分解に伴う超分子構造の解離によって，リソソームからの脱出とDNAの遊離とを両方同時に実現することが可能になると考えられた[19]．そこで，細胞内環境に応答して分解するポリロタキサンが期待される．細胞質内やリソソーム内には，グルタチオンなどの還元酵素が高濃度に存在しているといわれており，それら酵素によって，細胞内分解性ポリロタキサンの超分子構造が解離することが予想される．リソソームと融合したエンドソーム内では，末端分解に伴う超分子構造の解離によって浸透圧が上昇し，それによって，エンドソーム内から細胞質内へすみやかに脱出するとともに，DNAを遊離することが可能である．これらについては，還元環境モデル系を用いてS-S結合の分解，分解に伴う超分子構造の崩壊，それに起因するDNAの遊離のすべての過程が進行することが明らかにされており，細胞内においても，設計どおりにDNAを送達できる可能性が示唆された．

こうした特性を有する細胞内分解性ポリロタキサン-DNA/PICの細胞内動態が，NIH-3T3細胞を用いて検討された．細胞内取り込み過程を解析すると，

対照であるPEI-DNA/PICの場合には，投与90分間後に，その多くがエンドソーム内に残留していることが認められたが，細胞内分解性ポリロタキサン-DNA/PICの場合には，投与90分間後には，エンドソーム内にはまったく認められなかった。これは，すでにエンドソームから脱出して細胞質内に移行し，さらには核内まで到達していることを示すとされた。こうした細胞内分解性ポリロタキサンによる遺伝子発現効率は，PEIの場合の10倍以上の値を示し，ポリカチオンとポリアニオンの比（N/P比）を増大させても，細胞毒性はまったく認められないことが示された。

一方，S-S結合を導入していないポリロタキサンでは，遺伝子発現効率はPEIの場合の1/500以下であり，細胞毒性もPEIと同様に，N/P比とともに増大していた。このことから，S-S結合の細胞内分解に伴う超分子構造の解離が，DNA核内送達と細胞毒性回避のうえで重要な役割を演じていることが明らかとなった。

このように，細胞内分解性ポリロタキサンの利用により，きわめて優れた遺伝子送達特性が得られることが示された。これは，CDの高い運動性に裏づけられた効果的なPIC形成と，細胞内でのS-S結合の分解に伴う超分子構造の解離によるDNA遊離とが，分子設計どおりに実現できていることを示している。ポリロタキサンの動的な特徴と非共有結合による集合体であることを巧妙に利用することによって，従来からの共有結合型ポリマーでは困難な局面を解決することができる典型例であると考えられる。

9 体内で分解するポリマーバイオマテリアル

　分解生成物が生体内の代謝経路により代謝され，生体中に存在する成分の一つになるように設計された生分解性ポリマーは，バイオマテリアルにおいて重要な位置を占める。これまで，脂肪族ポリエステルが多く利用されてきたが，多岐にわたる要求を満足させるために，より精緻な分子設計がなされてきている。本章では，アミノ酸シーケンスや多糖のユニットを機能成分として導入し，優れた分解特性や細胞機能制御特性を付与した新しい生分解性ポリマーの設計について解説する。また，脂肪酸エステルに代わり，より分解特性に優れたリン酸エステルを主鎖にもつポリマーの分子設計についても述べる。

9.1 生体内分解吸収性ポリエステルの合成

　生体内分解性マテリアルとして利用されているポリマーは，ほとんどが脂肪族ポリエステルであり，グリコール酸あるいは乳酸を基本構造とする（図9.1）[1)~4)]。グリコール酸および乳酸は自然界に広く分布し，動物体内にも遊離の状態で存在する。動物および微生物では炭素源としてよく利用される物質の一つである。このように，グリコール酸と乳酸は生体中に存在する化合物であり，これらから合成したポリマーは生体内で非酵素的に加水分解を受け，分解産物であるグリコール酸または乳酸は正常な代謝経路に入り，最終的には二酸化炭素と水となって体外へ放出される。ポリ乳酸（PLA）に関しては1910年代から研究が進められ，1931年にはCarothersにより，繊維形成能のあるポリマーとして報告された。脂肪族ポリエステルが医療用デバイスの素材として

9.2 脂肪族ポリエステルの臨床応用

目　的	用　途　例
接合・固定	縫合糸，硬組織固定（プレート，ねじ）
止血・充てん	止血剤，骨・軟組織欠損部位充てん材（メッシュ，不織布）
保　護	癒着防止，創傷被膜，組織侵入防止
薬物治療	薬物放出デバイス，徐放性製剤
再生補助	皮膚，血管，組織再生用足場

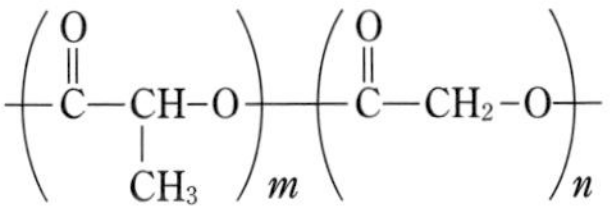

$$\left(\begin{matrix} O \\ \| \\ -C-CH-O- \\ | \\ CH_3 \end{matrix}\right)_m \left(\begin{matrix} O \\ \| \\ -C-CH_2-O- \end{matrix}\right)_n$$

　　　　　　乳酸ユニット　グリコール酸ユニット

図9.1 生分解性ポリマーのおもな用途と乳酸ユニットとグリコール酸ユニットからなるポリマーの構造

研究され始めたのは四十数年前からである。

9.2 脂肪族ポリエステルの臨床応用

9.2.1 吸収性縫合糸

　縫合糸は，外科手術に不可欠な医療用具の一つである．絹糸やポリプロピレン製の糸などの非分解吸収性の縫合糸は，創傷治癒後，長期間にわたって異物として生体内に残存する．しかし，心臓の弁置換手術や人工血管移植手術などの特別な場合を除いては，縫合した組織自身が癒合・治癒し，縫合糸自体は吸収されてしまうことが生体にとって望ましいことである．過去には，動物の腸腺を利用していた．しかしこれらは，合成ポリマーの繊維に比較して分解特性や組織反応が強いという欠点が指摘されている．これに対して，ポリグリコール酸（PGA）の吸収性縫合糸は，ストレッチ加工により縫合糸に伸縮性を付与して，合成吸収性縫合糸の最大の欠点とされた結節のゆるみを解消してある点が特徴である．このように，引張強度が2週間で約40％も低下するため，一般外科の手術用には適しているが，心臓外科や血管外科のように3〜6か月という長期間にわたって，高い引張強度が要求される場合には適応しない．

　L-乳酸から高分子量のPLAを合成し，比較的安定に溶融紡糸した繊維を適

当な条件下で延伸・熱処理することにより，加水分解速度のきわめて低い繊維を得られた。PLA繊維の生体内での引張強度低下の経時変化を観察すると，通常のPGA系縫合糸は2週間で強度が約50％低下し，3か月になると重量減少も100％に達するのに対して，PLAは約5か月間，強度および重量減少がほとんど認められなかった。また，PGA系縫合糸に比べて長期にわたって組織反応性は低いことが認められた。

9.2.2 人工骨充てん材

整形外科領域においては，外傷や術後の骨欠損に対して自家骨移植が行われ，良好な成績を収めている。しかし，広範な骨欠損では自家骨が量的に不足する場合があり，また，急性および慢性の骨髄炎の術後や，悪性骨腫瘍摘出後など，ただちに自家骨を移植しにくい場合もある。そのために，骨の形成を妨げず，できれば骨形成に積極的役割を果たし，最終的には，それ自身が生体内で分解・吸収されるような人工骨充てん材料が不可欠である。

これに対して，PLAと骨の無機成分であるハイドロキシアパタイト（HA）との複合体が研究されている。用いたHP粉末そのものに大きな粒度分布があるが，PLAと複合体を形成した場合，HPとPLAとの相容性は良く，均一に分布充てんされている。これら複合体の圧縮および衝撃強度は，HPの混合割合が増大するにつれて大きくなる。これらの強度は，硬組織のなかで最も強い緻密骨質の圧縮強度（14〜17 kg/mm^2）には及ばないが，椎間円板あるいは椎骨の圧縮強度（0.7〜1.1 kg/mm^2）よりは大きい。したがって，使用部位を選べば，骨組織用人工材料として十分に使用できる。ラットを用いた動物実験では，埋植1〜2週間後で材料の膨化変形および材料周囲からの細胞の侵入が始まり，4週間後では，細胞組織の侵入は材料の中央部を残していっそう強くなる。さらに，埋植後8週間で，材料はほとんど吸収されて開窓部の修復が行われ，残るHP粒子を囲み，骨形成が見られる。最終的に埋植20週間後では，骨髄内部でHP粒子がほとんど認められなくなり，骨が元の状態に修復されている。

9.2.3 癒着防止材

外科における生体組織の癒着現象には種々の原因があるが，特に手術操作に伴う生体組織の機械的あるいは化学的な刺激，術後の細菌感染や炎症，合併症などが原因となる場合が多い。したがって，術後に生体組織間の癒着を防止する必要がある。従来から癒着防止対策として，分子量の低い癒着防止材が使用されている。しかし，これらは一時的な癒着防止対策にしかすぎず，優れた効果は期待できない。また，術後に癒着が懸念される部位に癒着防止膜として，ポリ（テトラフルオロエチレン）などのポリマー膜が使用されてきたが，これらは創傷の治癒後，異物として体内に残存する。生体組織の治癒過程を考えると，癒着現象は組織の創傷や炎症などによって生じるため，生体組織の治癒後は問題とはならない。したがって，癒着を防止する必要のある期間は，一定期間だけで十分である。

そこで，生体内分解吸収性ポリマーであるポリ乳酸系の癒着防止材が検討されている。PLAのフィルムを用いた場合，生体組織間の癒着が防止できるものの，ポリマー自体のガラス転移温度（T_g）が57℃と高く，体温近辺では硬いため，周囲の軟組織には物理的な刺激による炎症が生じた。この問題点を改良するために，T_g の低い生体内分解吸収性材料として，乳酸-カプロラクトン共重合体が検討された。ポリマーの T_g は，カプロラクトンの組成が増加するにつれて大幅な低下が見られた。ポリマーフィルムの加水分解に伴う特性変化を見ると，分子量は加水分解初期から急激に低下しているが，重量減少は長時間を要していることが認められた。ラクチド含率が88％フィルムを用いて，胸腔内癒着防止機能が in vivo にて評価された。埋入3か月後には，フィルムが完全に分解吸収されずに若干残存していたが，胸腔内では癒着を起こさず良好な結果が得られた。

9.2.4 徐放性製剤

医薬の放出速度を制御する担体として，PLAやPGAが用いられている[5]。従来の一般的な注射や経口投与による薬剤の投与法に対して，医薬とポリマー

との複合製剤を直接患部に挿入する場合，あるいは，マイクロカプセルやミクロスフィアーなどの注射による局所投与法は，その薬剤の徐放によって薬効性を高めるとともに，副作用を抑制すると期待されている。DDSにおける薬剤保持マトリックスとして，ポリジメチルシロキサンやポリ（エチレン-co-酢酸ビニル）などの非分解性ポリマーが，溶質拡散性を制御できる点から用いられ，第一世代のDDS製剤として一定の成果を挙げてきた。

　一方において，異なる機構での薬剤制御放出として，マトリックスの分解により薬剤が放出されるものがある。ここにPLAが利用されている。女性ホルモン製剤，抗マラリア製剤，抗がん製剤などが報告されている。なかでも，日本で開発された成長ホルモン製剤は，きわめて高い効果があることが認められている（図9.2）。

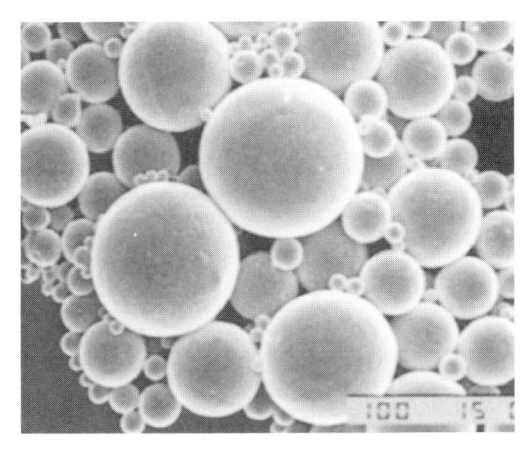

図9.2　PLAで製造された成長ホルモン製剤（リュープリン®）

9.3　新しい生分解性ポリマーの分子設計

9.3.1　ポリエステルアミドによる生分解性の調節

　組織再生医療には，生分解性ポリマーを足場として細胞を培養し，組織形成に伴い，足場を提供していたポリマーが消失し，正常組織へと置換されるプロ

9.3 新しい生分解性ポリマーの分子設計

セスが考えられる。組織工学用材料では，対象とする組織によって異なる細胞増殖速度（組織形成速度）に見合った分解を示すことが要求される。さらに，特異的な相互作用による細胞の側からの認識を可能にするためには，細胞親和性リガンドの固定化などの化学修飾が可能であることも重要な要求の一つである。つまり，生体親和性や安全性に優れるだけでなく，分解速度や力学的・生化学的特性および化学反応性において，種々異なる要求を満足させるポリマーが望まれている。

最も一般的な生分解性ポリマーであるPLAは，高い結晶性を有するために，分解速度や柔軟性に問題を残している。これまでに，グリコール酸のダイマー（グリコシド）やエナンチオマーであるD-ラクチド，他の脂肪族ラクトン類など，種々の環状モノマーとの共重合によって結晶性を低下あるいは消失させ，その力学的強度や分解速度などを制御する試みが数多くなされてきたが，軟組織に適合できるほどの柔軟性は得られない。さらに，反応性官能基がないために，化学修飾が困難であるという問題が残されている。これらの問題点を解決し，化学修飾による用途の拡張と物性の制御が可能な分子設計を実践できれば，ポリ乳酸系材料の応用範囲が広がることは間違いない。

α-アミノ酸とα-ヒドロキシ酸の共重合体は，ポリデプシペプチドと呼ばれる。天然アミノ酸の側鎖官能基の種類は，カルボキシル基，アミノ基，水酸基，チオール基などと豊富であり，モノマーの生体中での安全性からも，ポリ乳酸系ポリマーに導入する反応性ユニットとして非常に有望である。関西大学の大矢らは，アスパラギン酸（Asp），グルタミン酸（Glu），リシン（Lys），セリン（Ser）あるいはシステイン（Cys）のように，側鎖にカルボキシル基，アミノ基，水酸基あるいはチオール基をもつアミノ酸とグリコール酸（Glc）からなる環状デプシペプチドとL-ラクチド（LA）との開環共重合を行い，側鎖に反応性官能基を有する乳酸-デプシペプチド・ランダム共重合体を合成することに成功した[6]〜[9]。

デプシペプチド-乳酸ランダム共重合体は，デプシペプチドユニットの導入率を変化させることで，材料表面の物理化学的性質（電荷密度）の調節および

分解速度の制御が可能である．また，表面に反応性官能基を有していることから細胞親和性リガンドの固定化などの表面の化学修飾もできる．さらに，親水性側鎖官能基との相互作用により細胞増殖因子などのタンパク質を内包できる可能性があるなど，組織再生医療用材料として多くの利点を有している．

このデプシペプチド-乳酸ランダム共重合体として（poly[(Glc-Asp)-LA], poly[(Glc-Lys)-LA]）の研究がなされている．共重合体をフィルムやスポンジ状に成型し，その上での細胞の接着性，増殖性およびマトリックスの分解性などについて調べられた．共重合体フィルム上におけるL929マウス線維芽細胞の接着実験の結果，官能基がカルボキシル基であってもアミノ基であっても，2〜5％程度の少量のデプシペプチドユニットを有する共重合体フィルムが，側鎖に官能基をもたないPLLA（ポリ-L-乳酸）から調製したフィルムと比較して，細胞接着性に優れていることが示された．

三次元のスポンジ状の足場上での細胞増殖特性および細胞培養下におけるスポンジの分解性について検討された．共重合体から調製したスポンジ上では，PLLAと同等の細胞増殖が観察された．また，細胞培養下において共重合体スポンジの分解速度は，PLLAより高くなることが明らかとなり，これはデプシペプチドユニットの導入率によって大きく異なることが認められた．すなわち，細胞増殖速度を変えることなく，足場の分解速度を調節できることを示している．この性質は，組織再生医療のおける細胞増殖，分化特性を考えると，きわめて重要である．

9.3.2 デプシペプチドポリマーの分子構造制御

ラクチドの重合に金属アルコキシドを用いることで，水酸基を開始点とした重合も可能である．大矢らは，このことに着目し，環状デプシペプチド（cyclo(Glc-Asp), cyclo(Glc-Lys)）の単独重合から得られたポリデプシペプチド（poly(Glc-Asp), poly(Glc-Lys)）末端の水酸基をカリウムアルコキシドに変換し，これをマクロイニシエータ（macroinitiator）としてラクチドの重合を行った[10),11)]．さらに，側鎖の脱保護を経て，両親媒性構造を有するデプシ

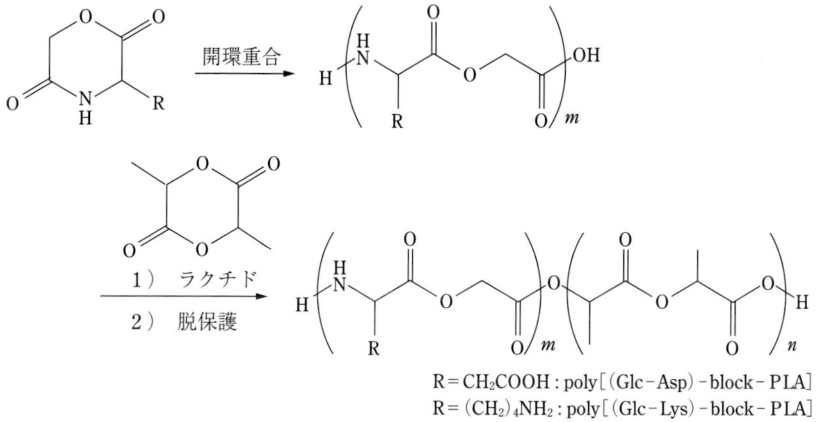

9.3 新しい生分解性ポリマーの分子設計

図9.3 デプシペプチド-乳酸ABジブロック共重合体の合成と構造

ペプチド-乳酸ABジブロック共重合体（poly[(Glc-Asp)-block-PLA]，poly[(Glc-Lys)-block-PLA]）を得ることに成功した（図9.3）。

一方，結晶性ポリマーの結晶性を低下させ，柔軟性や可塑性を賦与する手法としては，分岐構造の導入も有効な手段である。ヒドロキシル基を開始点としてラクチドの重合が可能であることが見いだされており，さまざまなポリマーの合成が研究された。例えば，側鎖にヒドロキシル基を有するセリンを含むデプシペプチド-乳酸・ランダム共重合体 poly[(Glc-Ser)-r-LA] を開始剤としてラクチドをグラフト重合し，多数の分岐を有する PLA（comb-PLA）が合成されている。comb-PLAの熱的特性をPLLAと比較すると，T_g や融点（T_m）が低下しており，これは結晶性の低下に起因すると結論された。特に，結晶性を低下させるには，アミノ酸（デプシペプチドユニット）をランダムに導入する効果よりも，分岐構造とするほうがより大きいことが見いだされた。生理的条件下において，直鎖PLLAは4週間ではほとんど分解が進行しなかったのに対し，comb-PLA-1-3では4週間で50〜80％もの分子量低下が認められた。

結晶化度と分解速度との間にも関連が見られ，低結晶化度のポリマーほど，分解速度は大きいことが示された。これらの結果と分子形態から考えて，分解

速度を規定している大きな要因の一つは，重量当りに含まれる末端基の数，すなわち分岐点の数であると考えられる．これは，従来の考え方とは異なり，分岐型 PLA の加水分解速度は結晶化度ではなく，その分子構造（分岐構造）により規定されることが初めて明らかにされた．これらの分岐型 PLA は，硬くてもろい，加水分解速度が小さいなど，PLA 特有の欠点を克服する分子設計として有効である．

多糖類と PLA の組合せで生分解性ポリマーも検討されている．大矢は親水性の多糖類と PLA とのハイブリッド化による新しい生分解性材料設計を意図して，PLA グラフト化多糖類の合成を行った[12),13)]．水酸基をもつ化合物を開始種として，ラクチドの重合が可能である．溶媒に対する溶解性を考慮して，まず多糖類（アミロース，プルラン，デキストラン）の水酸基の大部分をトリメチルシリル（TMS）基で保護して有機溶媒に可溶化させ，残存する未反応の水酸基を開始点として，乳酸をアニオン開環重合する特異な方法を開発し，PLA グラフト化多糖の合成に成功した（図 9.4）．

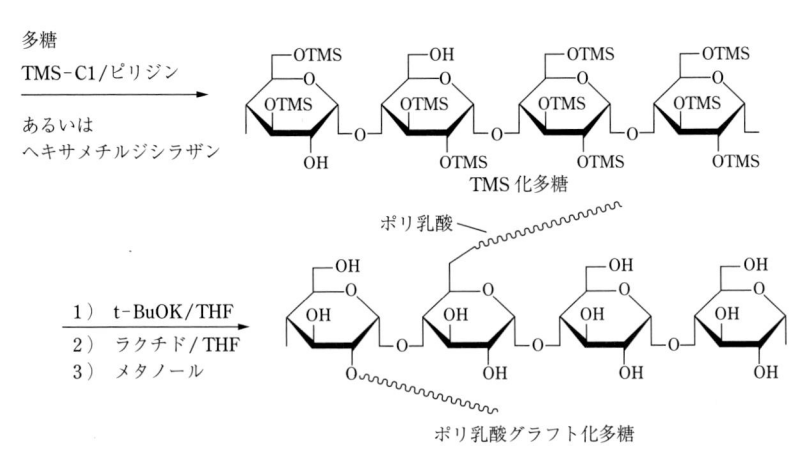

図 9.4 PLA と多糖とのグラフトポリマー（多糖-graft-PLA）

PLA グラフト化多糖では，親水性の多糖セグメントと疎水性の PLA セグメントの組合せによる両親媒性構造を有するため，主鎖（多糖）の分子量，グラフト鎖（PLA）長，グラフト鎖の数といったパラメータを種々変化させること

9.3 新しい生分解性ポリマーの分子設計

で，ミクロ構造を変化させることが可能であると考えられた．これにより多彩な集合・組織化形態と分解挙動を示す生分解性ポリマー材料の実現が期待された（図 9.5）．

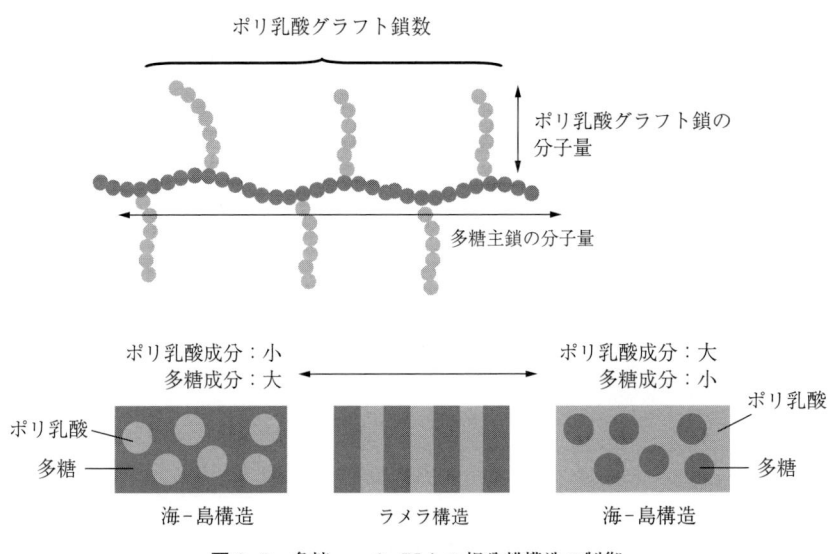

図 9.5 多糖-graft-PLA の相分離構造の制御

グラフト共重合体を溶液から溶媒留去法により成膜したところ，柔軟性のある透明なフィルムが得られている．つづいて，このフィルムの生分解性および細胞接着性について検討された．多糖セグメントの導入により，加水分解による重量減少速度が PLA に比べて大きくなることがわかり，PLA 鎖の重合度が低いものほど早い加水分解速度を示す傾向が認められた．また，L929 線維芽細胞の接着挙動では，糖含有率が高くなるほど細胞が接着しにくくなる傾向があり，糖含有率が 16 % では，ほとんど細胞が接着しないことが見いだされた．このようなグラフト共重合体は，細胞が接着しにくい表面をもつとともに，適度な親水性と分解速度および柔軟性を有することが示された．すなわち，癒着防止膜など生体非接着性が望まれる生分解性バイオマテリアルとして有用であると考えられる．

　国立循環器病センターの山岡は，PLA と PEG から温度応答性で，生体内に

注入できる細胞組織化のスキャフォールドの開発に成功している[14]。poly（PLA-block-PEG-block-PLA）は，水中でミセル様構造となるが，これを一定の条件のもと，加熱処理するとナノファイバー構造となることが見いだされた。この機構を解明すると，PLAのL-体とD-体からなるステレオコンプレックスが含まれていることが明らかとなった。そこで，積極的にステレオコンプレックスを形成させるために，ポリ（L-乳酸）あるいはポリ（D-乳酸）を一成分として有するPEGとのブロックポリマーが合成され，その構造形成について研究された。これらのポリマーを水中で混合し，加熱するとゲル状となることが認められた（図9.6）。

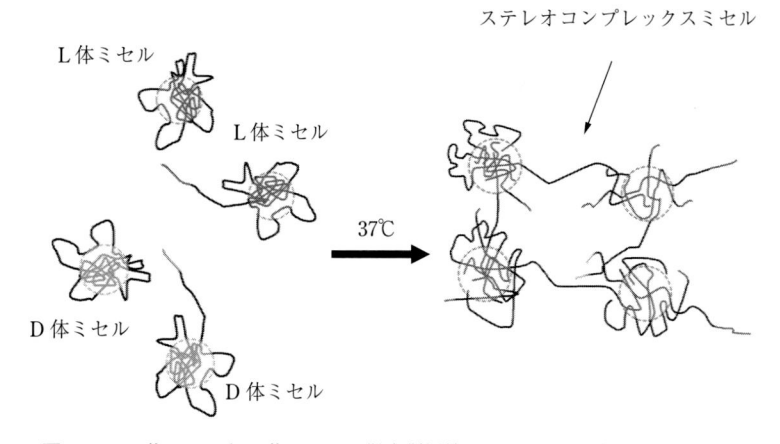

図9.6 D体ミセルとL体ミセルの混合懸濁液ステレオコンプレックスミセル

得られるゲルの含水率が90％以上であり，溶質透過性や生体親和性をもつことから，このゲル内に封入された細胞が，その生存率を下げることなく培養できることが示された。このように，生分解性ポリマー間に働く選択的分子間相互作用において形成されるゲルは，細胞を安定に維持することができ，生体内に注入可能であることから，現在，動物実験へと進み，細胞移植治療の推進に期待されている。

9.3.3 ポリリン酸エステル系生分解性ポリマーの構造と機能

リン酸エステル結合は，核酸やタイコ酸などバイオ分子に存在し，この結合を主鎖にもつポリリン酸エステルは，非酵素的な加水分解および酵素的に分解される。リン酸エステルは，カルボン酸エステルに比較して加水分解しやすい。さらに，加水分解の生成物が生体内に存在するリン酸であるために，側鎖の置換基を選択することで安全性を担保できる（図9.7）。

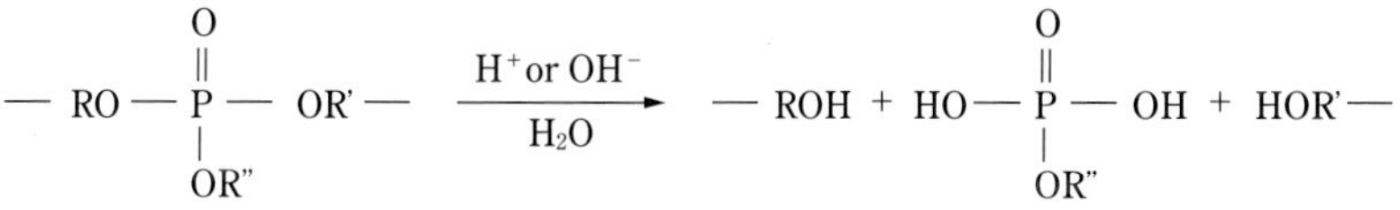

$$—RO—\overset{\overset{O}{\|}}{\underset{\underset{OR''}{|}}{P}}—OR'— \xrightarrow[H_2O]{H^+ \text{ or } OH^-} —ROH + HO—\overset{\overset{O}{\|}}{\underset{\underset{OR''}{|}}{P}}—OH + HOR'—$$

リン酸エステル　　　　　　　　　　　　　　　　リン酸

図 9.7　リン酸エステルの加水分解

一方で，リン酸の脱水縮合反応にてポリリン酸を合成しようとしても，高分子量とならないという問題があった。したがって，ポリリン酸がバイオマテリアルとして利用されることはなかった。一部，天然のポリリン酸であるDNAを原料として分子修飾によりマテリアルとする研究がなされていた程度である。特に，サケの精巣から取り出したDNAを脂肪酸で修飾すると，丈夫なフィルムが得られることが報告されている。

ポリリン酸はリン化合物の重縮合だけではなく，最近では，リパーゼを用いた酵素重合でもポリホスホエステルが得られることが明らかとなっている。関西大学の岩崎は，高分子量のポリリン酸の合成法として，環状リン酸化合物の開環重合を研究している[15),16)]。リン酸ユニットを含む5員環化合物をモノマーとして，有機アルミニウムを開始剤として，分子量が $1×10^4$ 以上のポリマーを得ることに成功している（図9.8）。

さらに，側鎖にアルキル基や水酸基あるいはメタクリレート基など，さまざまな置換基の導入を行った。炭素結合をポリマー主鎖に有する場合，通常の生体環境では分解されない。これに代わって，容易に生分解し，さらに側鎖に反応性官能基をもたせることができるポリリン酸の合成は，新しいポリマーバイ

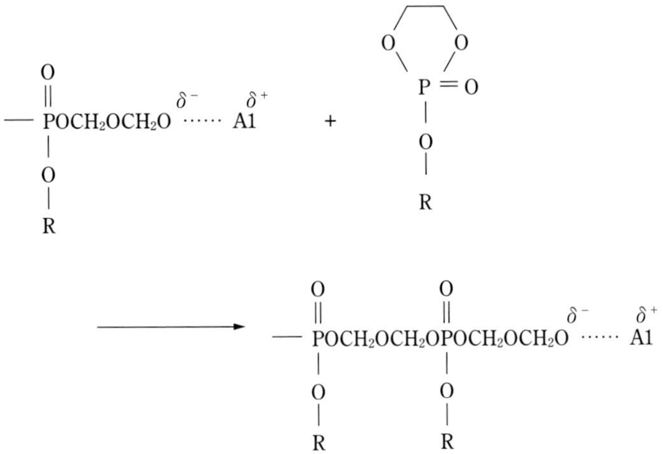

126   9. 体内で分解するポリマーバイオマテリアル

$$\text{—POCH}_2\text{OCH}_2 \cdots\cdots \text{Al} \;\; + \;\; \text{cyclic phosphate} \longrightarrow \text{—POCH}_2\text{OCH}_2\text{OPOCH}_2\text{OCH}_2 \cdots\cdots \text{Al}$$

図 9.8　環状リン酸化合物の開環重合

オマテリアルとして期待できる.

　ポリリン酸を架橋剤としてハイドロゲルが合成され,架橋点の分解によりゲルの解離が検討された.その結果,透明性の高いハイドロゲルが,40日間程度で分解することが見いだされた.さらに,イソプロピル基を導入したポリリン酸では,PNIPAAmと同じように温度応答性が認められた.さらに機能を付与することが期待でき,新しい生分解性ポリマーバイオマテリアルとしての期待は大きい.

10 新時代のポリマーバイオマテリアルとは

　今後の医療の発展は，バイオテクノロジーの進歩とナノテクノロジーとの融合に起因することが大きい。バイオマテリアルの分子設計も，疾患の分子論的解明と，薬物治療の分子動力学的解釈などに依存して，検討されるべきである。また，バイオテクノロジーとナノテクノロジーの融合は，テーラーメード医療や在宅医療など新しい医療形態を創出しようとしており，新規な医療デバイスも期待されている。本章では，21世紀の医療を考え，これからのポリマーバイオマテリアルについて解説する。

10.1　ナノテクノロジーとバイオテクノロジーの融合

　ナノ（10^{-9}のスケールを表す接頭語）が注目されるようになって，かなりの期間が経過した。ナノテクノロジーの発展は，われわれのライフスタイルを根本的に変える革命的な出来事ととらえられてきている。現在，取り組みたい研究開発分野の上位に，ナノテクノロジーに関連するナノ計測，ナノ構造，ナノデバイス，ナノマテリアル，ナノバイオなどの分野が並んでいる。また，研究分野の進歩を促進するためのブレークスルーはナノテクノロジーで可能か？の質問に対しては，60％以上が可能であると答え，期待の大きさ，可能性の高さをうかがい知ることができる。最近では，最先端技術により開発された商品であるイメージを獲得するために，キャッチコピーにまで"ナノ"が使用され，一般社会にまで入り込んできている。

　しかしながら，一方においてよく考えてみるとナノテクノロジーの本質は何

かが明確ではないこともわかってくる。確かに，原子・分子を扱う科学技術という定義で悪くはないであろう。それならば，われわれはこれまでの科学技術のなかで行ってきたことと，何ら変わりがないと気づくはずである。ナノの世界に踏み込んで初めて理解できることや，発現する新機能，複合的な高次機能などの開拓を積極的に行う開発戦略目標と研究戦術の選択が大切である。また，これらを体系化して，学術領域を創成すると同時に社会に対して還元する仕組みをつくり出してこそ，ナノテクノロジーの意義がでてくる。1999年，米国は巧みに国家戦略としてナノテクノロジーを掲げて，この分野の世界的なイニシアティブを握った。欧州の各国，また中国をはじめとするアジア諸国においてもこれに追随してきている。日本では，ナノテクノロジーによる科学革新が1990年にすでに提唱された経緯があるが，その後下火となっていた。これは，研究予算が得られなかったことも大きいが，明確に国家の科学政策に取り上げられなかったためであろう。しかしながら，世界の動向に呼応するように，遅ればせながら日本も科学技術基本政策を立て，ナノテクノロジー（ナノテク・材料）は基本の柱となっている。

　一方，バイオの領域では2000～2003年に，ヒトゲノムの解析が完遂され，これを基盤としたバイオ産業，医療産業などが発展する新しい時代になったといわれている。ゲノム解析から遺伝病の解明，疾患の生成・進行過程の解析，さらには疾病にかかる可能性の予測までもがなされようとしている。また，遺伝子を利用した細胞・組織の機能改変による治療法の開拓や，ES細胞，iPS細胞に代表されるような細胞マテリアルの創出まで，まさに，これまでの医療が変革されようとしている。これらの大きな革新技術であるナノテクノロジーとバイオテクノロジーのが融合し，まずバイオエンジニアリングの基盤を固め，学術領域から産業に至る道筋を構築することは重要であろう。ナノバイオ分野にはさまざまな融合的思考が求められ，既存の学術領域では完全にカバーすることができない。まさに"ナノバイオ"時代に対応した新しい発想が不可欠となる[1)～8)]。

10.2 ナノバイオ領域のサイエンスからエンジニアリングへ

20世紀を振り返ると，それまで独自に進んできた学術領域の融合した形態で，さらに新しい分野が生まれてきたことが強く印象に残る．ノーベル賞を二度受賞したポーリング博士は，それまでの物理学と生物学を融合させて，X線によるタンパク質の結晶構造解析を行なった．この業績は新しいバイオサイエンスの基礎となり，現在のバイオ産業に多大な貢献をしている．さらに，1950年代，有名なDNAの二重らせんモデルとその機能発現機構がワトソン，クリック両博士により提唱され，バイオサイエンスの発展は一気に加速した（**図10.1**）．

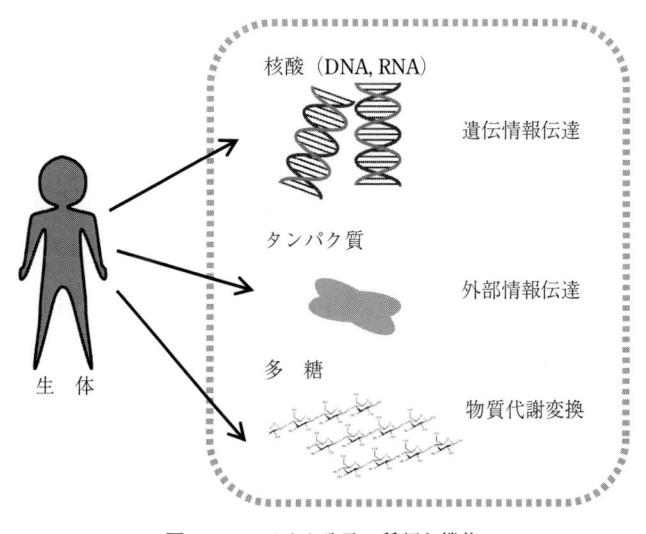

図10.1 バイオ分子の種類と機能

特に，生理活性をもつバイオ分子の合成は，それまで有機合成手法を駆使して行われてきたが，1970年代に遺伝子組換えにより微生物を用いた大量合成法の確立と，これ高度分離技術の開拓は，多くのバイオ分子の創製に適用され，その生産効率や純度を高めることに貢献したことは，きわめて大きな変革

といえよう．また，物理学は電子，電気領域の発展に寄与し，やはり1950年代にトランジスタが発明されたあと，爆発的な進歩を遂げた．さらに，機械の分野では，自動車，航空機あるいはロケットを生み出し，経済発展に大きな影響を与えた．これらの技術発展を総合し，大量消費，大量生産社会が築かれてきた．

20世紀の医療は大きな進展を遂げた．多くの伝染病の原因が解明され，それを治療する医薬品がつぎつぎと開発されてきた．がんの発生機構の解明とこれを阻止する医薬品の開発も進み，5年間生存率が顕著に上昇している．また，外科的処置が必要な場合でも，検査，診断機器の著しい進歩がこれを支え，きわめて困難とされていた脳や心臓の手術も，安全度が飛躍的に向上した．患者に対する身体的，時間的あるいは経済的負担を軽減できる，いわゆる低侵襲治療法の開拓は，マイクロ医療用デバイスの開発なくして不可能であった．さらには，免疫応答による拒絶反応をも抑制する技術が，臓器移植も一般的な治療の選択肢としてできるようにしてきた．このように大きな医療の進展が人類の寿命の延長に貢献していることは疑いのない事実である．これらはさまざまな学問の融合がなし得たことであり，その時々において各専門分野の進歩が支えてきたことである．

21世紀，バイオ関連技術を基盤とした発展が大きく期待されるようになってきたことは周知のことである．平和で豊かな社会において，健康で楽しい生活を続けたいと願い気持ちは万人がもつものであり，これを支える医療が果たす役割は重要である．高度医療が要求されるなか，一方では高額の医療費負担や増加する医療事故が大きな問題となってきている事実もある．社会形態の変革とともに，医療現場，システムも変わらなければならないであろう．

それでは，具体的にどのように変わることが可能であろうか？　ゲノム解析の結果，個々に合ったテーラーメード医療につながる医療用デバイスおよび治療技術の向上により，低侵襲医療が求められている．確かに，ヒトの起源の根底となる遺伝情報の解明は，医療を中心とした領域で大きな福音となることは間違いない事実である．しかしながら，同時に既存の学問だけでは困難であっ

10.2 ナノバイオ領域のサイエンスからエンジニアリングへ

た，この情報を効果的に利用する方法や手段がナノバイオマテリアル創製を基盤としてつくられることが求められる．生体内では遺伝情報から適した機能を有するタンパク質を合成している．この反応を反応容器のなかで人工的に行うと，有用タンパク質が簡単に得られることになる．通常は，大腸菌などの微生物に遺伝子を組み込み，微生物中でタンパク質合成をさせている．一方で，微生物やタンパク質は生体系であり，反応容器との接触により吸着や構造変化をきたす可能性を否定できない．すなわち，質の良い反応を行わせ，有用タンパク質の機能を低下させないで高効率で回収するためにも，生体系にとって優しいマテリアルが必要である．

医療においても人工臓器やバイオセンサー，高機能カテーテルなど先端デバイスが続々と開発され，外科的手術のみならず，検査，診断に大きく貢献してきている．さらには，ヒトの組織，臓器を人工的に再生するいわゆる"再生医工学"も研究が進みつつあり，皮膚や軟骨など一部の組織では，臨床評価が始まるところまできている．最近の大きなトピックスとなっているES細胞や

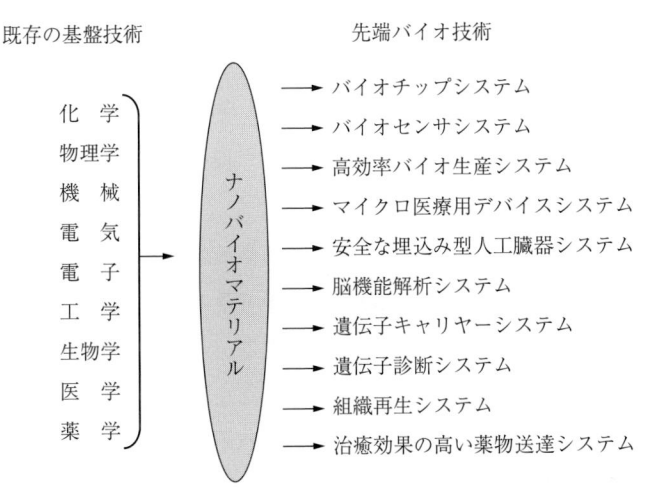

既存の基盤技術　　　　　　　先端バイオ技術

化学
物理学
機械　　　　→　ナノバイオマテリアル　→　バイオチップシステム
電気　　　　　　　　　　　　　→　バイオセンサシステム
電子　　　　　　　　　　　　　→　高効率バイオ生産システム
工学　　　　　　　　　　　　　→　マイクロ医療用デバイスシステム
生物学　　　　　　　　　　　　→　安全な埋込み型人工臓器システム
医学　　　　　　　　　　　　　→　脳機能解析システム
薬学　　　　　　　　　　　　　→　遺伝子キャリヤーシステム
　　　　　　　　　　　　　　　→　遺伝子診断システム
　　　　　　　　　　　　　　　→　組織再生システム
　　　　　　　　　　　　　　　→　治癒効果の高い薬物送達システム

図 10.2 ナノバイオマテリアル創製と先端バイオ技術の実現

iPS細胞の創製技術の発見は，工学研究者にも細胞マテリアルを提供し，組織再生医療を一気に実用レベルに引き上げる研究の加速を意味している。このような高度先端医療を求める社会状勢に対応し，よりよい医療を行うためにも，これに利用するデバイスを作製するにあたり優れた機能，特性を有するマテリアルを提供していくことが，マテリアル工学分野の責務と考える（図10.2）。

10.3 ナノバイオエンジニアリングの展開

　遺伝子やタンパク質を解析するチップ，細胞を並べて短時間で薬剤効果を解析するアレイなど，さまざまなデバイスが提案されていることは事実であり，多くの研究がなされてきているが，対象がバイオ分子である点で勝手が違ってくる。ナノスケールで量を測るためには，精度をそれ以下にしなければならない。また，対象分子の構造や機能が経時変化しないことが前提である。バイオ分子についてはこれらの点がきわめて難しい。大量にあり，少々むだにしても，それが全体では実験誤差の程度であれば問題はない。しかしながら，概して検査しなければならない対象のバイオ分子は少量である。また，検体量を少なくして低浸襲かつ多項目同時分析とすると，まさにナノスケールでの勝負である。これまでの技術のシステム化ではなく，根本的な発想の転換を余儀なくされる。

　バイオ分子の性質を考えて，タンパク質や多糖類がまったく吸着しない界面を，われわれはいまだにつくり上げることができない。バイオ分子一つを対象とするならば，ゼロ界面の構築が不可欠である。バイオ分子の構造が変化しない界面とは，どのようなものかを考えなければならない。バイオ分子の反応を制御するマテリアル技術開発は，今後のナノバイオエンジニアリングに大きく貢献することは疑う余地がない（図10.3）。

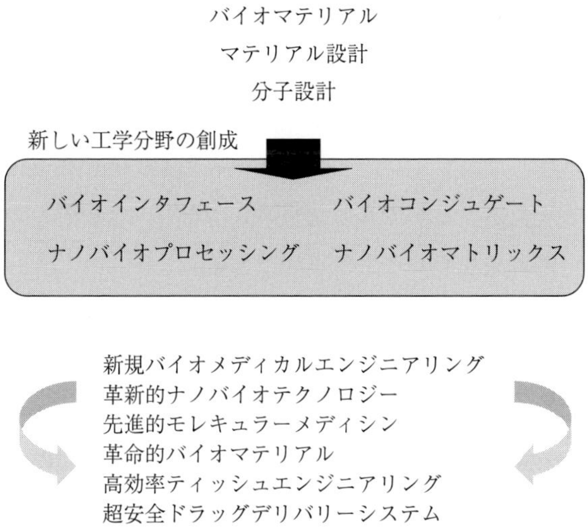

バイオマテリアル
マテリアル設計
分子設計

新しい工学分野の創成

バイオインタフェース　　バイオコンジュゲート
ナノバイオプロセッシング　ナノバイオマトリックス

新規バイオメディカルエンジニアリング
革新的ナノバイオテクノロジー
先進的モレキュラーメディシン
革命的バイオマテリアル
高効率ティッシュエンジニアリング
超安全ドラッグデリバリーシステム

図 10.3　ナノバイオエンジニアリングの将来分野

10.4　ナノバイオの新研究領域

10.4.1　バイオインタフェース工学

　対象をバイオ，特にタンパク質やDNAなどのバイオ分子，細胞などの生体成分としたときには，きわめて特殊なマテリアルが求められる．すなわち，環境が水であり，これらの分子・細胞が人工的なマテリアルと接触すると，ただちに構造変化，活性化反応などを生起し，本来の機能が損なわれる．特に，生体内のような複雑なバイオ環境下にマテリアルを接触させたときには厳しい生体反応を招き，医療用デバイスとしてまったく役に立たなくなるとともに，生体側にも重篤な影響を与える．バイオ環境に適合する界面をマテリアルの設計によりつくり上げて，バイオ成分との共存ができるようにすることは，きわめて重要である．

10.4.2　ナノバイオプロセッシング工学

　日本がこれまで有している高いレベルでの微細加工技術を利用し，新しいバ

イオデバイス，マイクロ医療用デバイスをつくり上げる手法である．分離，解析，反応など微小空間において行うことができるために，効率や選択性の高さを特徴としている．ヒトゲノム解析に大きな貢献をしたDNAチップをはじめ，バイオチップ，プロテインチップ，ヘルスケアーチップや，細胞を表面に配列させて応答を見ることができる細胞アレイなど，今後のナノバイオ研究・産業の創成には不可欠なデバイスが実現できる．

10.4.3 バイオコンジュゲート工学

　遺伝子工学の進歩，今後訪れるプロテオーム研究の進展に伴い，有用タンパク質，糖などのバイオ分子が比較的容易に入手できるようになるであろう．バイオコンジュゲートはこれらのバイオ分子の機能をより高め，安定性や溶解性など新たな機能を付与するために，バイオマテリアルと組み合わせて新しい"ハイブリッド型"分子をつくる技術である．従来の固定化酵素などとは一線を画した先端的なマテリアル創製とピンポイント分子修飾を実現できるために，ゲノム創薬，タンパク質創薬など大きな可能性を秘めている．

10.4.4 ナノバイオマトリックス工学

　生体環境下で利用する医療用デバイスを作成するためには，一般的なマテリアル特性のほかに，生体親和性，生体安定性あるいは生体分解性などの特別な性能，機能が求められるとことはすでに述べてきた．また，バイオマテリアルにエラストマー，ゲル，多孔体，膜，粒子などさまざまな物性，形状をもたせ，バイオマトリックスとすることで，複雑な生体システムに対応できる．例えば，細胞・組織工学（再生医工学）のように細胞を生体外で培養し，一定の大きさと機能をもたせて生体内に移植するような場合，細胞組織構築のための多孔性足場（スキャフォールド）となるマテリアルが大切な要素である．この際にマテリアルをナノサイズ，ナノオーダーで制御できる技術が求められる．従来は，細胞から組織への移行過程における接着，伸展，分化，増殖などの視野で研究されてきたが，これらの細胞挙動に関わるバイオ分子群が明確になる

につれて，その情報を組み込んだマテリアル創製が求められる。

　以上のように，いずれもナノバイオエンジニアリングには重要なマテリアル基盤技術であることは理解いただけよう。これらもマテリアル技術を効果的に複合化して，バイオ分子から細胞・組織，さらには生体・生態系にまで広がる新しいナノバイオエンジニアリングを進められれば幸いである。

参 考 文 献

1章

1) 許　俊鋭, 斉藤　明, 赤池敏宏 編集：人工臓器・再生医療の最前線, 先端医療技術研究所（2005）
2) 梅津光生 編著：人工臓器で幸せですか？, コロナ社（2005）
3) 日本人工臓器学会 編集：人工臓器は, いま―暮らしのなかにある最先端医療の姿, 日本人工臓器学会（2003）
4) 酒井清孝：人工臓器（Ⅱ）―代謝系人工臓器―（日本エム・イー学会編）コロナ社（2003）
5) 杉本直己：ナノバイオエンジニアリング―生命と物質の融合をめざして, 化学同人（2004）
6) 中林宣男 監修：医療用高分子材料の開発と応用, シーエムシー（1998）
7) 田畑泰彦, 岡野光夫：ティッシュエンジニアリング, 日本組織工学会（2006）
8) 田畑泰彦 編著：再生医療のためのバイオマテリアル, コロナ社（2006）
9) 西尾元宏：有機化学のための分子間力入門, 講談社サイエンティフィク（2000）
10) 日本化学会 編：高分子の相互作用と機能, 化学総説 No.17, 東京大学出版会（1977）

2章

1) 古川淳二：高分子合成, 化学同人（1986）
2) 村橋俊介, 小高忠男, 蒲池幹治, 則末尚志：高分子化学, 共立出版（2007）
3) 国武豊喜 監修：高分子新素材のすべて, 工業調査会（2005）
4) 堀内　孝, 村林　俊：医用材料工学, コロナ社（2006）
5) 石原一彦, 畑中研一, 山岡哲二, 大矢裕一：バイオマテリアルサイエンス, 東京科学同人（2003）
6) 大矢裕一：バイオマテリアル, **25**, pp.18-26（2007）
7) 稲田祐二, 和田　博：タンパク質ハイブリッド第Ⅲ巻（化学修飾最前線）, 共立出版（1990）
8) Kulkarni, S., Schilli, C., Grin, B., Muller, A. H. E.; Hoffman, A. S.; Stayton, P. S., Biomacromolecules, **7**, p.2736（2006）
9) Ding, Z., Long, C. J., Hayashi, Y., Bulmus, E. V., Hoffman, A. S., Stayton, P. S.,

Bioconjugate Chem., **10**, p.395（1999）
10) Mori, T., Maeda, M., Langmuir, **20**, p.313（2004）
11) Sato K., Hosokawa K., and Maeda M., Nucleic Acids Research, **33**, 1, e4（2005）

3章
1) 近澤正敏，田嶋和夫：界面化学，丸善（2001）
2) 越智光一 監修（日本接着学会 編）：表面解析・改質の化学，日刊工業新聞社（2003）
3) 川口正美：高分子の界面・コロイド科学，コロナ社（1999）
4) C. H. Bamford, S. L. Cooper, T. Tsuruta Eds : The Vroman Effect, VSP（1992）
5) M. Malmsten Ed : Biopolymers at Interfaces, Surfactant Science Series Vol. 110, Marcel Dekker（2003）
6) T. A. Horbett, J. L. Brash Eds : Proteins at Interfaces II ; Fundamentals and Applications, American Chemical Society（1995）
7) 関口清俊 編著：再生医療のための細胞生物学，コロナ社（2007）
8) 筏　義人 編：再生医工学，化学同人（2001）
9) 黒木登志夫 編：細胞増殖因子，メディカルレビュー社（1995）
10) 赤池敏宏：生体機能材料学―人工臓器・組織工学・再生医療の基礎―，コロナ社（2005）

4章
1) N. Nakabayashi, D. H. Pashley Eds : Hybridization of Dental Hard Tissues, Quintessence Publishing（1998）
2) 中林宣男，安田　登，池上　正：来て見て接着―これで完璧象牙質，クインテッセンス出版（2002）
3) 中林宣男：歯科ジャーナル，**28**, p.385（1998）
4) F. Miura, K. Nakagawa, E. Masuhara : Am. J. Orthodont., **59**, p.350（1971）
5) M. G. Buonocore : J. Dent. Res., **34**, p.849（1995）
6) R. L. Bowen : J. Dent. Res., **44**, p.895（1965）
7) 中林宣男：有機合成化学，**42**, p.1031（1984）
8) N. Nakabayash i : Int. Dent. J., **35**, p.145（1985）
9) N. Nakabayashi : Oper. Dent., **17**, p.125（1992）
10) N. Nakabayashi, I. Ohmori, E. Mochida, E. Masuhara : J. Biomed. Mater. Res., **12**, p.149（1978）
11) 渡辺　功，中林宣男：表面，**30**, p.1063（1992）

12) R. L. Bowen : J. Dent. Res., **61**, p.1070（1982）
13) K. Ishihara, N. Nakabayashi : J. Biomed. Mater. Res., **23**, p.1475（1989）

5章

1) 田中健蔵 監修：血栓症—発生・背景・治療，メジカルビュー社（1989）
2) 日高弘義 編著：血小板の分子薬理—基礎と臨床，講談社サイエンティフィック（1983）
3) 稲井眞彌，井上公蔵，田村　昇：補体学—基礎・測定・臨床，医歯薬出版（1982）
4) 高分子学会 編，高分子新素材便覧，第5章6節，p309，丸善（1989）
5) T. Okano, S. Nishiyama, I. Shinohara, T. Akaike, Polym. J., **10**, p.239（1978）
6) C. Nojiri, T. Okano, D. Grainger, K. D. Park, S. Nakamura, K. Suzuki, S. W. Kim, Trans. Am. Soc. Artif. Organs, **33**, p.596（1987）
7) 片岡一則：繊維学会誌，**42**, p.213（1986）
8) 片岡一則，桜井靖久：化学と工業，**37**, p.308（1984）
9) N. Yui, K. Kataoka, Y. Sakurai, T. Aoki, K. Sanui, N. Ogata : Biomaterials, **9**, p.225（1989）
10) P. Alexandridis, T, Hatton : Colloid Surf. A, **96**, p.1（1995）
11) 原田敦史，片岡一則：オレオサイエンス，**7**, p.111（2007）
12) 西山伸宏，片岡一則：高分子，**56**, p.736（2007）
13) 西山伸宏，片岡一則：Mebio Oncology（松村保広 編），メジカルレビュー（2007）
14) Y. Matsumura, H. Maeda : Cancer Res., **46**, p.6387（1986）
15) Younsoo Bae，片岡一則：炎症と免疫，**13**, p.131（2005）
16) Y. Akiyama, A. Harada, Y. Nagasaki, K. Kataoka: Macromolecules, **33**, p.5841（2000）
17) 原田敦史，片岡一則：医学のあゆみ，**199**, p.756（2001）
18) A. Harada, K. Kataoka : Science, **283**, p.65（1999）
19) 片岡一則：Drug Delivery System, **19**, p.214（2004）
20) 位高啓史，片岡一則：バイオマテリアル，**21**, p.256（2003）
21) M. Oishi, T. Hayama, Y. Akiyama, S.Takae, A. Harada, Y. Yamasaki, F. Nagatsugi, S. Sasaki, Y. Nagasaki, K. Kataoka : Biomacromolecules, **6**, p.2449（2005）

6章

1) S. J. Singer, G. L. Nicolson : Science, **175**, p.720（1972）
2) 殿村雄次，佐藤　了 共編：生体膜の構造と機能，講談社サイエンティフィック（1979）

3) J. A. Hayward, D. Chapman : Biomaterials, **5**, p.135（1984）
4) 秋吉一成，辻井 薫 監修：リポソーム応用の新展開―人工細胞の開発に向けて，エヌ・ティー・エス（2005）
5) 石原一彦：生体材料，**18**, p.33（2000）
6) 石原一彦，高井まどか，金野智浩，渡邉順司：表面，**43**, p.302（2005）
7) 合田達郎，石原一彦：未来材料，**7**, p.6（2007）
8) R. la R. Bird, B. Hall, D. Chapman, K. E. F. Hobbs, Thromb. Res., **51**, p.471（1988）
9) 建部 健，石原義久，野崎康博，笠井俊二，赤池敏宏：高分子論文集，**39**, p.197（1982）
10) K. Kono, Y. Ito, S.Kimura, Y. Imanishi : Biomaterials, **10**, p.455（1989）
11) B. Hupfer, H. Ringsdolf, H. Schupp : Makromol. Chem., **182**, p.247（1981）
12) 石原一彦，中林宣男：表面，**28**, p.720（1990）
13) K. Ishihara, T. Ueda, N. Nakabayashi : Polym. J., **23**, p.355（1990）
14) 石原一彦：現代化学，2004, p.49（2004）
15) K. Ishihara : Sci. Tech. Adv. Mater., **1**, p.131（2000）
16) A. L. Lewis : Collid Surf. B ; Biointerfaes, **18**, p.261（2000）
17) K. Kataoka, T. Tsuruta, T. Akaike, Y. Sakurai : Makromol. Chem., **181**, p.1363（1980）
18) K. Ishihara, R. Aragaki, T. Ueda, A. Watanabe, N. Nakabayashi : J. Biomed. Mater. Res., **24**, p.1069（1990）
19) Y. Iwasaki, N. Nakabayashi, K. Ishihara : J. Biomed. Mater. Res., **57**, p.74（2001）
20) K. Ishihara, H. Oshida, Y. Endo, T. Ueda, A. Watanabe, N. Nakabayashi : J. Biomed. Mater. Res., **26**, p.1543（1992）
21) 石原一彦：化学と工業，**57**, p.1071（2004）
22) 上平 恒：水の分子工学，講談社（1998）
23) K. Sugiyama, H. Aoki : Polym. J., **26**, p.561（1994）
24) S. L. West, J. P. Salvage, E. J. Lobb, S. P. Armes, N. C. Billingham, A. L. Lewis, G. W. Hanlon, A. W. Lloyd: Biomaterials, **25**, p.1195（2004）
25) D. R. Lu, S. J. Lee, K. Park : J. Biomater. Sci. Polym. Edn., **3**, p.127（1991）
26) K. Ishihara, H. Nomura, T. Mihara, K. Kurita, Y. Iwasak, N. Nakabayashi : J. Biomed. Mater. Res., **39**, p.323（1998）
27) H. Kitano, M. Imai, T. Mori, M. Gemmei-Ide, Y. Yokoyama, K. Ishihara : Langmuir, **19**, p.10260（2003）
28) 北野博巳，井出 誠：高分子，**52**, p.28（2003）
29) K. Shiraishi, T. Ohnishi, K. Sugiyama : Macromol. Chem. Phys., **199**, p.2023（1998）

30) 田中　賢：BIO INDUSTRY, 2003（**12**），p.59（2003）
31) M. R. Brunstedt, N. P. Ziats, M. Schubert, A. Hiltner, J. M. Anderson : J. Biomed. Mater. Res., **27**, p.367（1993）
32) 山嵜健二，梅津光生，太田英輔，富岡　淳，岩崎清隆，石原一彦：油空圧技術，2008, p.17（2008）
33) 小林元康，海道昌孝，鈴木　厚，石原一彦，高原　淳：トポロジスト，**53**, p.357（2008）
34) T. Moro, Y. Takatori, K. Ishihara, T. Konno, Y. Takigawa, T. Matsushita, U.-I. Chung, K. Nakamura, H. Kawaguchi : Nature Materials, **3**, p.829（2004）
35) 京本政之，茂呂　徹，石原一彦 : Materials Integration, **20**, p.28（2007）

7章

1) 石原一彦：BIO INDUSTRY, **2**, p.295（1985）
2) 浦上　忠，宮田隆志：BIO INDUSTRY, **20**, p.23（2003）
3) 吉田正夫，鈴木英雄，山田英智，西村光雄：フォトバイオロジー──光生理現象の初期過程，講談社サイエンティフィック（1982）
4) W. Kuhn, A. Katchalsky, H. Eisenberg : Nature, **165**, p.514（1950）
5) 石原一彦，篠原　功，岡野光夫：化学の領域，**37**, p.873（1983）
6) 石原一彦：光機能性高分子の合成と応用　第14章，p.229，シーエムシー（1984）
7) 須丸公雄，金森敏幸：BIO INDUSTRY, **23**, p.34（2006）
8) T. Anada, T. Arisawa, Y. Ozaki, T. Takarada, Y. Katayama, M. Maeda : Electrophoresis, **23**, p.2267（2002）
9) N. Monji, C. A. Cole, A. S. Hoffman : J. Biomater. Sci. Polym. Edn, **5**, p.407（1994）
10) H. Kanazawa, E. Ayano, C. Sakamoto, R. Yoda, A. Kikuchi, T. Okano : J. Chromatogr. A, **1106**, p.152（2006）
11) 菊池明彦：高分子，**54**, p.554（2005）
12) 黒木登志夫，許　南浩　編：培養細胞実験ハンドブック──細胞培養の基本と解析法のすべて（実験医学別冊12），羊土社（2004）
13) N. Yamada, T. Okano, H. Sakai, F. Karikusa, Y. Sawasaki, Y. Sakurai : Makromol. Chem. Rapid. Commun., **11**, p.571（1990）
14) T. Okano, N. Yamada, H. Sakai, Y. Sakurai : J. Biomed. Mater. Res., **27**, p.1243（1993）
15) 大和雅之，串田　愛，岡野光夫：蛋白質・核酸・酵素，**45**, p.1766（2000）
16) 大和雅之，岡野光夫：実験医学，**24**, p.17（2006）
17) 大和雅之，岡野光夫：日本歯科医師会雑誌，**58**, p.427（2005）

18) S. Masuda, T. Shimizu, M. Yamato, T. Okano : Adv. Drug Deliv. Rev., **60**, p.277 (2008)
19) N. Matsuda, T. Shimizu, M. Yamato, T. Okano : Adv. Mat., **19** (**20**), p.3089 (2007)

8章
1) 由井伸彦：バイオマテリアル，**24**, p.77 (2006)
2) 由井伸彦：機能材料，**22**, p.28 (2002)
3) N. Ogata, K. Sanui, J. Wada : J. Polym. Sci. Polym. Lett. Edn., **14**, p.459 (1976)
4) A. Harada, M. Kamachi : Macromolecules, **23**, p.2821 (1990)
5) T. Ooya, N. Yui, Crit. Rev. Rev. Ther. Drug Deliv. System, **16**, p.289 (1999)
6) T. Ooya, M. Eguchi, N. Yui : Biotech. Bioproc. Eng., **6**, p.325 (2001)
7) T. Ooya, N. Yui : J. Controlled Release, **80**, p.219 (2002)
8) T. Ooya, M. Eguchi, N. Yui : J. Am. Chem. Soc., **125**, p.13016 (2003)
9) T. Ooya, H. Utsunomiya, M. Eguchi, N. Yui : Bioconj. Chem., **16**, p.62 (2005)
10) N. Yui, T. Ooya, T. Kawashima, Y. Saito, I. Tamai, Y. Sai, A. Tsuji : Bioconj. Chem., **13**, p.582 (2002)
11) J. Araki, K. Ito : Soft Matter., **3**, p.1456 (2007)
12) 高分子学会 編：構造制御，自己組織化による高分子の機能化―超分子設計の新展開，エヌティーエス (2007)
13) J. Watabnabe, T. Ooya, K. D. Park, Y. H. Kim, N. Yui : J. Biomater. Sci. Polym. Edn, **11**, p.1333 (2000)
14) W. K. Lee, T. Ichi, T. Ooya, N. Yui : J. Biomed. Mater. Res., **67A**, p.1087 (2002)
15) 丸山　厚，野川誠之：BIO INDUSTRY, 20 (**12**), p.27 (2003)
16) 丸山　厚：バイオマテリアル，**24**, p.92 (2006)
17) T. Ooya, A. Yamashita, Y. Sugaya, A. Maruyama, N. Yui : Sci. Tech. Adv. Mater., **5**, p.363 (2004)
18) T. Ooya, H. S. Choi, A. Yamashita, N. Yui, Y. Sugaya, A. Kano, A. Maruyama, H. Akita, R. Ito, K. Kogure, H. Harashima : J. Am. Chem. Soc., **128**, p.3852 (2006)
19) A. Yamashita, N. Yui, T. Ooya, A. Kano, A. Maruyama, H. Akita, K. Kogure, H. Harashima : Nature Protocols, **1**, p.2861 (2007)

9章
1) 辻　秀人：生分解性高分子材料の科学，コロナ社 (2002)
2) 筏　義人：生分解性高分子，高分子刊行会 (1995)
3) 高分子学会 編：高分子新素材便覧，第5章10節，p.322，丸善 (1989)

4) 大内辰郎, 大矢裕一:未来材料, **2**, p.30 (2002)
5) 大矢裕一:BIO INDUSTRY, 24 (**3**), p.16 (2007)
6) T. Ouchi, M. Shiratani, M. Jinno, M. Hirao, M. Ohya : Makromol. Chem. Rapid Commun., **14**, p.825 (1993)
7) T. Ouchi, T. Nozaki, Y. Okamoto, M. Shiratani, Y. Ohya : Macromol. Chem. Phys., **197**, p.1823 (1996)
8) T. Ouchi, T. Nozaki, A. Ishikawa, I. Fujimoto, Y. Ohya : J. Polym. Sci. Part A, Polym. Chem., **35**, p.377 (1997)
9) T. Ouchi, H. Seike, T. Nozaki, Y. Ohya : J. Polym. Sci. Part A, Polym. Chem., **36**, p.1283 (1998)
10) T. Ouchi, H. Miyazaki, H. Arimura, F. Takase, A. Hamada, Y. Ohuchi : J. Polym. Sci. Part A, Plym. Chem., **40**, p.1218 (2002)
11) 大矢裕一:絵で見てわかるナノ DDS, 第1章 (p.34) メディカルドゥ (2007)
12) Y. Ohya, S. Maruhashi, T. Ouchi : Macromolecules, **31**, p.4662 (1998)
13) Y. Ohya, S. Maruhashi, T. Ouchi : Macromol. Chem. Phys., 199, p.2017 (1998)
14) T. Fujiwara, T. Mukose, T. yamaoka, H. Yamane, S. Sakurai, Y. Kimura : Macromol. Biosci., **1**, p.204 (2001)
15) Y. Iwasaki, C. Nakagawa, M. Ohtomi, K. Ishihara, K. Akiyoshi : Biomacromolecules, **5**, p.1110 (2004)
16) Y. Iwasaki, S. Komatsu, T. Narita, K. Ishihara, K. Akiyoshi : Macromol. Biosci., **3**, p.238 (2003)

10章

1) 山根恒夫, 松永 是, 民谷栄一 監修:ナノバイオ大辞典, テクノシステム (2007)
2) 堀池靖浩, 片岡一則 共編:バイオナノテクノロジー, オーム社 (2003)
3) 化学同人編集部 編:最新 分子マシン, 化学同人 (2008)
4) 宇理須恒雄 編:ナノメディシン, オーム社 (2008)
5) 石原一彦 監修:ナノバイオエンジニアリングマテリアル, フロンティア出版(2004)
6) 宮原裕二 編:特集 ナノ・マイクロ技術を用いたバイオデバイス, 機能材料, **27** (5) (2007)
7) 馬場嘉信 編:特集 日本のバイオ系 μTAS 最新技術, BIO INDUSTRY, **24** (2) (2007)
8) 秋吉一成, 岸田晶夫 監修:次世代医療のための高分子材料工学, シーエムシー出版 (2008)

参　考　文　献　　143

バイオマテリアル関連の参考書

　バイオマテリアルにかかわる成書は，その内容で分類すると，マテリアル設計，機能特性，医学・薬学への応用，あるいは最近のナノテクノロジーと関連する分野と，広範にわたっている。ここでは，ポリマーバイオマテリアルを中心として成書を紹介する。

1) 中林宣男，石原一彦，岩﨑泰彦：バイオマテリアル（日本エム・イー学会編），コロナ社（1999）
2) 宮入裕夫：生体材料の構造と機能）オマテリアル野との知能化と開発，養賢堂（2001）
3) 石原一彦，畑中研一，山岡哲二，大矢裕一：バイオマテリアルサイエンス，東京科学同人（2003）
4) 日本化学会 編：糖鎖/バイオマテリアル/分子認識/バイオインフォマティクス（先端化学シリーズ），丸善（2003）
5) 赤池敏宏：生体機能材料学——人工臓器・組織工学・再生医療の基礎——，コロナ社（2005）
6) 岩田博夫：バイオマテリアル（高分子先端材料 One Point），共立出版（2005）
7) 許　俊鋭，斉藤　明，赤池敏宏 編集：人工臓器・再生医療の最前線，先端医療技術研究所（2005）
8) 前田瑞夫：バイオ材料の基礎（シリーズ 現代工学入門），岩波書店（2005）
9) 堀内　孝，村林　俊：医用材料工学，コロナ社（2006）
10) 田畑泰彦 編著：再生医療のためのバイオマテリアル，コロナ社（2006）
11) 古薗　勤，岡田正弘著：ヴィジュアルでわかるバイオマテリアル（臨床工学ライブラリーシリーズ），秀潤社（2006）
12) 片岡一則 監修：医療ナノテクノロジー——最先端医学とナノテクの融合——，杏林図書（2007）
13) 日本人工臓器学会 編：人工臓器イラストレイテッド，はる書房（2007）
14) 東嶋和子 著：よみがえる心臓——人工臓器と再生医療——，オーム社（2007）
15) 日本セラミック協会 編：生体材料，日刊工業新聞社（2008）

索引

【あ】
アタクチックポリマー　25

【い】
イソタクチックポリマー　25
遺伝子治療　109
遺伝子ベクター　62

【う】
埋め込み型血液ポンプ　83

【え】
エッチング剤　43
エンドサイトーシス　112

【お】
温度応答性培養皿　94

【か】
開始反応　9
可逆的付加開裂型連鎖移動
　重合　13
下限臨界溶液温度　90
加水分解酵素　94
カスケード反応　50
環動ゲル　107

【く】
クラスター　77

【け】
血液適合性　6
血管拡張ステント　84
血管内皮増殖因子　55

結合水層　76
血小板凝集能　74
血中滞留時間　57

【こ】
硬組織　1
合　着　39

【さ】
再結合停止　11
細胞外マトリックス　92
細胞死　98
細胞シート　95
細胞内分解性ポリロタキサン
　　110
細網内皮系　54

【し】
シーケンシャルポリマー　22
刺激応答性ポリマー　88
縮合反応　15
樹脂含浸層　44
人工関節　85
シンジオタクチックポリマー
　　25

【す】
スーパーオキシドジスム
　ターゼ　36
水晶振動子マイクロバランス
　　33
ステレオコンプレックス
　　124
スメアー層　47

【せ】
生体親和性　6
生体の階層構造　4
成長反応　9
接着歯学　44

【そ】
組織適合性　6
疎水性クロマトグラフィー
　　89
疎水性水和　80

【た】
多価相互作用　102

【ち】
中間水　82

【て】
停止反応　9
低侵襲治療　2
電気二重層　31
デンドリマー　24

【と】
ドーマント種　13
ドラッグデリバリーシステム
　　54
貪食細胞　35

【な】
軟組織　1

索　　引

【ね】
ネクローシス　98

【は】
バイオチップ　134
ハイドロキシアパタイト　39
培養皿　92
バルク水　76

【ひ】
非ウイルス型ベクター　62
表面張力　30
表面プラズモン共鳴　33

【ふ】
フォトクロミック化合物　88
不均化停止　11
プラスミドDNA　65
分子設計　3

【へ】
ペプチドトランスポーター　106
ヘルスケアーチップ　134

【ほ】
ホスホリルコリン　67
補綴物　38
ポリイオンコンプレックス　52
ポリウレタン　16
ポリエステル　15
ポリデプシペプチド　119
ポリマー多相系　22
ポリロタキサン　100
ボンディング剤　44

【ま】
マクロイニシエータ　120
マクロファージ　35

【み】
マクロモノマー　24
マテリアル設計　3

ミエロペルオキシターゼ　36
ミクロスフィアーカラム法　72
ミクロドメイン構造　51
水の接触角　30

【も】
モノマー　6
モノマー反応性比　20

【ら】
ラジカル　9

【り】
リソソーム　112
流動モザイクモデル　66
リン脂質二分子膜　67

PLAグラフト化多糖類　122

【R】
RAFT重合　13
RES　54

【T】
TCPS　92
tissue culture polystyrene　92

【V】
Vroman effect　32

【D】
DBS　41
DDS　54
direct bonding system　41

【E】
ECM　93
enhanced permeability and retention　55
EPR効果　55
extra-cellular matrix　92

【I】
infusion-related reaction　58

【L】
LCST　90
lower critical solution temperature　90

【M】
macroinitiator　120

【P】
PC　67

―― 著者略歴 ――

- 1979 年 早稲田大学理工学部応用化学科卒業
- 1984 年 早稲田大学大学院理工学研究科博士課程後期修了（応用化学専攻）
  工学博士
- 1984 年 財団法人相模中央化学研究所研究員
- 1987 年 東京医科歯科大学助手
- 1991 年 東京医科歯科大学助教授
- 1998 年 東京大学助教授
- 2000 年 東京大学教授
  現在に至る

ポリマーバイオマテリアル
―先端医療のための分子設計―
Polymer Biomaterials
―Molecular Design for Advanced Medicine―　　© Kazuhiko Ishihara 2009

2009 年 6 月 12 日　初版第 1 刷発行

検印省略	著　者	石　原　一　彦
	発 行 者	株式会社　コロナ社
	代 表 者	牛　来　辰　巳
	印 刷 所	萩原印刷株式会社

112-0011　東京都文京区千石 4-46-10
発行所　株式会社　コロナ社
CORONA PUBLISHING CO., LTD.
Tokyo Japan
振替 00140-8-14844・電話 (03) 3941-3131 (代)
ホームページ http://www.coronasha.co.jp

ISBN 978-4-339-07095-8　　(安達)　　(製本：愛千製本所)
Printed in Japan

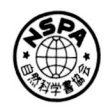

無断複写・転載を禁ずる
落丁・乱丁本はお取替えいたします

生物工学ハンドブック

内容見本進呈

日本生物工学会 編
B5判／866頁／定価29,400円／上製・箱入り

- ■ 編集委員長　塩谷　捨明
- ■ 編集委員　　五十嵐泰夫・加藤　滋雄・小林　達彦・佐藤　和夫
  （五十音順）　澤田　秀和・清水　和幸・関　　達治・田谷　正仁
  　　　　　　　土戸　哲明・長棟　輝行・原島　　俊・福井　希一

> 21世紀のバイオテクノロジーは，地球環境，食糧，エネルギーなど人類生存のための問題を解決し，持続発展可能な循環型社会を築き上げていくキーテクノロジーである。本ハンドブックでは，バイオテクノロジーに携わる学生から実務者までが，幅広い知識を得られるよう，豊富な図と最新のデータを用いてわかりやすく解説した。

主要目次

I編：生物工学の基盤技術　　生物資源・分類・保存／育種技術／プロテインエンジニアリング／機器分析法・計測技術／バイオ情報技術／発酵生産・代謝制御／培養工学／分離精製技術／殺菌・保存技術

II編：生物工学技術の実際　　醸造製品／食品／薬品・化学品／環境にかかわる生物工学／生産管理技術

本書の特長

- ◆ 学会創立時からの，醸造学・発酵学を基礎とした醸造製品生産工学大系はもちろん，微生物から動植物の対象生物，醸造飲料・食品から医薬品・生体医用材料などの対象製品，遺伝学から生物化学工学などの各方法論に関する幅広い展開と広大な対象分野を網羅した。
- ◆ 生物工学のいずれかの分野を専門とする学生から実務者までが，生物工学の別の分野（非専門分野）の知識を修得できる実用書となっている。
- ◆ 基本事項を明確に記述することにより，長年の使用に耐えられるようにし，各々の研究室等における必携の書とした。
- ◆ 第一線で活躍している約240名の著者が，それぞれの分野の研究・開発内容を豊富な図や重要かつ最新のデータにより正確な理解ができるよう解説した。

定価は本体価格＋税5％です。
定価は変更されることがありますのでご了承下さい。

図書目録進呈◆

バイオテクノロジー教科書シリーズ

(各巻A5判)

■編集委員長　太田隆久
■編集委員　相澤益男・田中渥夫・別府輝彦

配本順			頁	定価
1.	生命工学概論	太田隆久著		
2.(12回)	遺伝子工学概論	魚住武司著	206	2940円
3.(5回)	細胞工学概論	村上浩紀／菅原卓也共著	228	3045円
4.(9回)	植物工学概論	森川弘道／入船浩平共著	176	2520円
5.(10回)	分子遺伝学概論	高橋秀夫著	250	3360円
6.(2回)	免疫学概論	野本亀久雄著	284	3675円
7.(1回)	応用微生物学	谷吉樹著	216	2835円
8.(8回)	酵素工学概論	田中渥夫／松野隆一共著	222	3150円
9.(7回)	蛋白質工学概論	渡辺公綱／小島修一共著	228	3360円
10.	生命情報工学概論	相澤益男他著		
11.(6回)	バイオテクノロジーのためのコンピュータ入門	中村春木／中井謙太共著	302	3990円
12.(13回)	生体機能材料学 ― 人工臓器・組織工学・再生医療の基礎 ―	赤池敏宏著	186	2730円
13.(11回)	培養工学	吉田敏臣著	224	3150円
14.(3回)	バイオセパレーション	古崎新太郎著	184	2415円
15.(4回)	バイオミメティクス概論	黒田裕久／西谷孝共著	220	3150円
16.(15回)	応用酵素学概論	喜多恵子著	192	3150円
17.(14回)	天然物化学	瀬戸治男著	188	2940円

定価は本体価格+税5％です。
定価は変更されることがありますのでご了承下さい。

図書目録進呈◆

臨床工学シリーズ

(各巻A5判，欠番は品切です)

- ■監　　　　修　(社)日本生体医工学会
- ■編集委員代表　金井　寛
- ■編　集　委　員　伊藤寛志・太田和夫・小野哲章・斎藤正男・都築正和

配本順			頁	定価
1.(10回)	医学概論（改訂版）	江部　充他著	220	2940円
5.(1回)	応用数学	西村千秋著	238	2835円
6.(14回)	医用工学概論	嶋津秀昭他著	240	3150円
7.(6回)	情報工学	鈴木良次他著	268	3360円
8.(2回)	医用電気工学	金井　寛他著	254	2940円
9.(11回)	改訂 医用電子工学	松尾正之他著	288	3465円
11.(13回)	医用機械工学	馬渕清資著	152	2310円
12.(12回)	医用材料工学	堀内孝/村林俊 共著	192	2625円
13.(15回)	生体計測学	金井　寛他著		近刊
19.(8回)	臨床医学総論 II	鎌田武信他著	200	2520円
20.(9回)	電気・電子工学実習	南谷晴之著	180	2520円

以下続刊

- 4. 基礎医学 III　玉置憲一他著
- 10. 生体物性　多氣昌生他著
- 14. 医用機器学概論　小野哲章他著
- 15. 生体機能代行装置学 I　都築正和他著
- 16. 生体機能代行装置学 II　太田和夫他著
- 17. 医用治療機器学　斎藤正男他著
- 18. 臨床医学総論 I　岡島光治他著
- 21. システム・情報処理実習　佐藤俊輔他著
- 22. 医用機器安全管理学　小野哲章他著

定価は本体価格+税5％です。
定価は変更されることがありますのでご了承下さい。

図書目録進呈◆

ＭＥ教科書シリーズ

(各巻B5判)

- ■(社)日本生体医工学会編
- ■編纂委員長　佐藤俊輔
- ■編纂委員　稲田 紘・金井 寛・神谷 瞭・北畠 顕・楠岡英雄
　　　　　　戸川達男・鳥脇純一郎・野瀬善明・半田康延

	配本順			頁	定価
A-1	(2回)	生体用センサと計測装置	山越・戸川共著	256	4200円
A-2	(16回)	生体信号処理の基礎	佐藤・吉川・木竜共著	216	3570円
B-1	(3回)	心臓力学とエナジェティクス	菅・高木・後藤・砂川編著	216	3675円
B-2	(4回)	呼吸と代謝	小野功一著	134	2415円
B-3	(10回)	冠循環のバイオメカニクス	梶谷文彦編著	222	3780円
B-4	(11回)	身体運動のバイオメカニクス	石田・廣川・宮崎・阿江・林 共著	218	3570円
B-5	(12回)	心不全のバイオメカニクス	北畠・堀 編著	184	3045円
B-6	(13回)	生体細胞・組織のリモデリングのバイオメカニクス	林・安達・宮崎共著	210	3675円
B-7	(14回)	血液のレオロジーと血流	菅原・前田共著	150	2625円
B-8	(20回)	循環系のバイオメカニクス	神谷 瞭編著	204	3675円
C-1	(7回)	生体リズムの動的モデルとその解析 ―ＭＥと非線形力学系―	川上 博編著	170	2835円
C-2	(17回)	感覚情報処理	安井湘三編著	144	2520円
C-3	(18回)	生体リズムとゆらぎ ―モデルが明らかにするもの―	中尾・山本共著	180	3150円
D-1	(6回)	核医学イメージング	楠岡・西村監修 藤林・田口・天野共著	182	2940円
D-2	(8回)	Ｘ線イメージング	飯沼・舘野編著	244	3990円
D-3	(9回)	超音波	千原國宏著	174	2835円
D-4	(19回)	画像情報処理（Ｉ） ―解析・認識編―	鳥脇純一郎編著 長谷川・清水・平野共著	150	2730円
D-5	(22回)	画像情報処理（Ⅱ） ―表示・グラフィックス編―	鳥脇純一郎編著 平野・森共著	160	3150円
E-1	(1回)	バイオマテリアル	中林・石原・岩崎共著	192	3045円

E-3	(15回)	人 工 臓 器（Ⅱ） ―代謝系人工臓器―	酒井清孝編著	200	3360円
F-1	(5回)	生体計測の機器とシステム	岡田正彦編著	238	3990円
F-2	(21回)	臨床工学(CE)と ME機器・システムの安全	渡辺　敏編著	240	4095円

以下続刊

A	生体電気計測	山本尚武編著	A	生体用マイクロセンサ	江刺正喜編著
A	生体光計測	清水孝一著	B-9	肺のバイオメカニクス ―特に呼吸調節の視点から―	川上・西村編著
C-4	脳磁気とME	上野照剛編著	D-6	M R I ・ M R S	松田・楠岡編著
E	電子的神経・筋制御と治療	半田康延編著	E	治 療 工 学（Ⅰ）	橋本・篠原編著
E	治 療 工 学（Ⅱ）	菊地眞編著	E-2	人 工 臓 器（Ⅰ） ―呼吸・循環系の人工臓器―	井街・仁田編著
E	生 体 物 性	金井寛著	E	細胞・組織工学と遺伝子	松田武久著
F	地域保険・医療・福祉情報システム	稲田紘編著	F	医学・医療における情報処理とその技術	田中博著
F	福 祉 工 学	土肥健純編著	F	病 院 情 報 システム	石原謙著

ヘルスプロフェッショナルのための テクニカルサポートシリーズ

（各巻B5判）

■編集委員長　星宮　望
■編集委員　髙橋　誠・徳永恵子

配本順			頁	定価
1.	ナチュラルサイエンス (CD-ROM付)	髙橋　誠 但野茂 和田龍彦 有田清三郎 共著		
2.	情 報 機 器 学	髙橋　誠 永田　啓 共著		
3. (3回)	在宅療養のQOLとサポートシステム	徳永恵子編著	164	2730円
4. (1回)	医 用 機 器 Ⅰ	田村俊世 山越憲一 村上肇 共著	176	2835円
5. (2回)	医 用 機 器 Ⅱ	山形仁編著	176	2835円

定価は本体価格＋税5％です。
定価は変更されることがありますのでご了承下さい。

図書目録進呈◆

再生医療の基礎シリーズ
―生医学と工学の接点―

(各巻B5判)

コロナ社創立80周年記念出版
〔創立1927年〕

■編集幹事　赤池敏宏・浅島　誠
■編集委員　関口清俊・田畑泰彦・仲野　徹

配本順				頁	定価
1.(2回)	再生医療のための**発生生物学**	浅島　誠編著		280	4515円
2.(4回)	再生医療のための**細胞生物学**	関口清俊編著		228	3780円
3.(1回)	再生医療のための**分子生物学**	仲野　徹編		270	4200円
4.(5回)	再生医療のためのバイオエンジニアリング	赤池敏宏編著		244	4095円
5.(3回)	再生医療のためのバイオマテリアル	田畑泰彦編著		272	4410円

バイオマテリアルシリーズ

(各巻A5判)

			頁	定価
1.	**金属バイオマテリアル**	塙　山　隆　夫 米　山　隆　之 共著	168	2520円
2.	**ポリマーバイオマテリアル** ―先端医療のための分子設計―	石原一彦著	154	2520円
3.	**セラミックバイオマテリアル** 尾坂明義・石川邦夫・大槻主税 井奥洪二・中村美穂・上高原理暢　共著	岡崎正之 山下仁大 編著	近刊	

定価は本体価格+税5％です。
定価は変更されることがありますのでご了承下さい。

図書目録進呈◆